Eric J. Kröker

Das antike Verständnis zu mineralischen Giften

Eric J. Kröker

Das antike Verständnis zu mineralischen Giften

Eric J. Kröker

Das
antike Verständnis
zu
mineralischen Giften

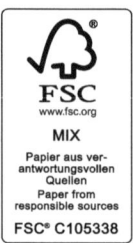

Bibliographische Information der Deutschen Nationalbibliothek
Die Deutsche Nationalbibliothek verzeichnet diese Publikation in der Deutschen Nationalbibliographie; detaillierte bibliographische Daten sind im Internet über http://dnb.ddb.de abrufbar.

Verlag: BoD · Books on Demand GmbH, In de Tarpen 42, 22848 Norderstedt, bod@bod.de
Druck: Libri Plureos GmbH, Friedensallee 273, 22763 Hamburg

ISBN: 978-3-7519-5887-5

VORWORT

Die Tatsache, dass ich mich mit diesem doch etwas abgelegenem Thema beschäftigt habe, beruht auf diversen Gründen. Neben meinem persönlichen Interesse an den antiken Naturwissenschaften war der Anlass für dieses Thema ein Diagramm zur antiken Bleiexposition innerhalb eines meiner Seminare zur Toxikologie und Gefahrstoffkunde an der Universität. Da ich durch eigene Recherchen bald auf die antike Aufteilung der Gifte in Gifte pflanzlichen, tierischen und mineralischen Ursprungs stieß, war für mich schnell klar, dass ich mich mit der letzten Giftgruppe beschäftigen möchte. Allerdings kam ein zusätzlicher Anreiz dadurch zustande, dass ich nur wenige wissenschaftliche Arbeiten fand, die sich mit dem toxikologischen Verständnis hinsichtlich mineralischer Gifte als Forschungsobjekt befassten. Auf diese Art und Weise entstand letztlich mein Entschluss, mich in meiner Masterarbeit mit denjenigen tradierten Texten, die sich mit den mineralischen Giften beschäftigen, hermeneutisch auseinanderzusetzen und damit einen wissenschaftlichen Beitrag zu diesem doch etwas übersehenen Forschungsbereich zu leisten.

Mit diesem vorliegenden Werk möchte ich meine Masterarbeit dem wissenschaftlichen Diskurs zur Verfügung stellen. Veränderungen im Vergleich zur offiziellen Masterarbeit sind nur dahingehend geschehen, dass (1) verbliebene orthographische Fehler sowie Ausdrucksschwächen weitestgehend und (2) die Makrostruktur der Arbeit (ausgehend von der Kritik der Gutachter) von einer aspektorientierten zu einer giftorientierten Struktur korrigiert sowie (3) das Layout verändert wurde. Die Inhalte befinden sich allerdings in ihrem originalen Zustand und beinhalten somit alle und gleichzeitig ausschließlich diejenigen Ergebnisse, die ich während meiner hermeneutischen Studien im Kontext der Masterarbeit sammeln konnte. Ergänzt wurde die originale Masterarbeit nur durch die inhaltliche Wiedergabe einiger Forschungsarbeiten innerhalb des Forschungsstands, welche die Bleivergiftung in der Antike thematisieren, sowie es in einem der Gutachten angemerkt worden war.

Es ist zudem zu betonen, dass diese Arbeit ausschließlich diese Ergebnisse beinhaltet. Diese Anmerkung ist wichtig, da in dieser Arbeit immer wieder von einem Ressourcenmangel zu lesen sein wird, was für eine wissenschaftliche Abhandlung eigentlich untypisch ist. Dieser Verweis bezieht sich jedoch darauf, dass für meine Masterarbeit ein fest definierter Umfang vorgegeben war, den ich durch weitere Ausführungen und Untersuchungen an den betreffenden Stellen überschritten hätte.

Zu guter Letzt möchte ich die Möglichkeit nutzen, mich bei allen zu bedanken, die mich während meiner Masterarbeit unterstützt haben. Dies umfasst einerseits meine beiden Gutachter, die mir mit Rat und Tat zur Seite standen, andererseits aber auch meine Familie, die immer ein offenes Ohr für mich hatte und mich immer wieder motiviert haben, wenn ich mich in einer Sache festgebissen hatte und nicht weiterkam, genauso aber auch meinem Gott, der mich befähigt hat, diese Masterarbeit zu schreiben.

Espelkamp, im Januar 2025
Eric J. Kröker

Inhaltsverzeichnis

1 EINLEITUNG

Das transdisziplinäre Forschungsfeld der antiken Medizin umfasst einen umfangreichen Themenkomplex, an dem bereits seit einigen hundert Jahren immer wieder gearbeitet und geforscht wird. Jedoch weist dieses Forschungsfeld eine sehr heterogene Dichte an Forschungsarbeiten auf, weil manche Bereiche der antiken Medizin weitaus umfassender untersucht worden sind als andere. Und dies betrifft nicht nur die Medizinhistorik im Allgemeinen, sondern – zumindest teilweise – auch ihre einzelnen Forschungsbereiche.

Zu diesen besagten Forschungsbereichen gehört die antike Toxikologie. Bereits bei einer groben Untersuchung der vorliegenden Forschungsarbeiten fällt ein deutliches Ungleichgewicht zwischen der antiken Toxikologie, die sich mit der Giftkunde generell oder autorenspezifisch befasst, der pflanzlich-botanischen, tierisch-zoologischen und der mineralischen Toxikologie auf. Neben der antiken Toxikologie im Allgemeinen weist insbesondere die pflanzlich-botanische Toxikologie einen recht hohen Forschungsstand auf. Zur tierisch-zoologischen Toxikologie hingegen sagte Teichfischer noch 2015, dass Tiergifte in der wissenschaftlichen Literatur „selten oder gar keine Erwähnung finden".[1] Wird allerdings nach Forschungsarbeiten zur mineralischen Toxikologie gesucht, dann lassen sich höchstens Auszüge aus den Untersuchungen der anderen Forschungszweige heranziehen. Eine Arbeit, die sich mit diesem Forschungsgegenstand direkt befasst, liegt nach einer gründlichen Recherche höchstwahrscheinlich nicht vor. Eine möglichst umfassende Arbeit zu diesem Thema ist somit nicht nur nützlich, sondern geradezu obligatorisch.

Die vorliegende Arbeit soll einen Anfang darstellen, auf dem aufbauend dieses Desiderat beseitigt werden kann. Auch wenn davon auszugehen ist, dass nicht alle Facetten behandelt werden können, soll diese Arbeit auf folgende grundlegende Fragen zu diesem Thema eingehen: Welche mineralischen Stoffe wurden in der Antike als Gift verstanden? Welche primären Informationen finden sich zur Toxikologie dieser Stoffe? Was lässt sich aus diesen primären Informationen bezüglich des toxikologischen Verständnisses schlussfolgern? Als Forschungsfrage wurde daher sehr allgemeingültig und induktiv formuliert:

Welches toxikologische Verständnis hatte die Antike von den mineralischen Giften?

Um diese Frage zu beantworten, werden zunächst die wenigen in der Forschungsliteratur vorhandenen Fakten gesammelt und strukturiert (Kapitel 2). Daran anknüpfend werden die

---

[1] Teichfischer 2015, S. 323.

Begriffe „Mineral" und „Gift" definiert und das Giftverständnis im Allgemeinen erläutert (Kapitel 3). Hierauf werden die Autoren der verwendeten toxikologischen Handschriften kurz vorgestellt, die Forschungsfrage spezifiziert sowie ein kurzer Überblick über die darauffolgende Analyse gegeben (Kapitel 4 und 5). In dieser werden daran anschließend die primären Daten, die aus dem definierten Textkorpus erhoben wurden, Gift für Gift strukturiert und ausgewertet (Kapitel 6 – 12). Ausgehend von diesen Daten werden die bis dahin erfolgten Untersuchungsergebnisse gebündelt und übergreifend analysiert (Kapitel 13). Hierauf folgend wird das Vorgehen in dieser Arbeit diskutiert (Kapitel 14). Abgerundet wird diese Arbeit mit einem Fazit sowie einem Ausblick (Kapitel 15).

2 FORSCHUNGSSTAND

Wie bereits in der Einleitung geschildert wurde, finden sich kaum Angaben zu der mineralischen Toxikologie in der Forschungsliteratur wieder. Recht häufig bestehen diese wenigen Fakten aus Aufzählungen der in der Antike bekannten Gifte. **Cilliers** und **Retief** führen die mineralischen Gifte ausgehend von dem metallischen Zentralatom an. Dafür nennen sie zunächst die Bleiverbindungen, wobei sie die chronische Bleiintoxikation auslassen. Überdies gehen sie noch auf Arsen ein, erwähnen jedoch nur Realgar und Sandarach. Außerdem führen sie *gypsum*, Quecksilber und Malachit sowie die Vergiftung durch verschiedene Quellen und Flüsse an.[2]

Ihm vermerkt in ihrem Lexikoneintrag zu Giften, dass Bleiglätte, Bleiweiß, Quecksilber, Blei Gips und Kalk als mineralische Gifte verstanden und die letzten beiden bei Kriegen eingesetzt wurden.[3] Außerdem fügt sie unter Verweis auf Galen und Celsus hinzu, dass die tödliche Wirkung aller Gifte auf der ihnen innewohnenden Kälte beruht.

Touwaide behandelt in seinen Arbeiten ebenfalls zeitweilig diesen Forschungsgegenstand und nennt dabei als giftige Substanzen Gips, Bleiglätte, Quecksilber, Kalk, Auripigment und Realgar.[4] Durch Untersuchungen der Struktur in Galens Werken konnte dieser zudem belegen, dass Bleiglätte, Quecksilber, Kalk, Auripigment und Realgar in eine Gruppe von Pharmaka eingeordnet wurden, deren spezifisches Kennzeichen ihr Einwirken auf das Verdauungssystem ist. Bleiweiß hingegen gehört zu einer Gruppe, die spezifisch Wahnsinn verursacht, während Gips der Gruppe Pharmaka zugeordnet wurde, die Ersticken induziert.[5] Ferner erwähnt Touwaide, dass Kalk, Bleiglätte, Quecksilber, Auripigment und Realgar brennen. Dieses Brennen bezeichnet er als toxische Eigenschaft. Bei Bleiglätte fügt er noch die trockene Qualität hinzu.[6]

Neben diesen geht **Riddle** in seinem Kommentar zum Werk *De materia medica* des Dioskurides ebenfalls auf die Mineralien ein. Dabei sagt er, dass Blei und seine Verbindungen in der Antike längst bekannt waren.[7] Ferner zitiert er Dioskurides, als er zu Quecksilber

---

[2] s. Cilliers/Retief 2000, S. 95.
[3] s. Ihm 2005, Sp. 359.
[4] s. Touwaide 1991, S. 269.
[5] s. ders. 1994, S. 1925, 1957.
[6] s. ebd., S. 1963.
[7] s. Riddle 1985, S. 153.

schreibt: „it was very poisonous and, if eaten, would eat through the internal organs by its weight".[8]

Abgesehen von diesen Informationen finden sich noch manche Forschungsarbeiten, Aufsätze etc., die sich mehr oder weniger spezifisch aus einer epidemiologischen bzw. demographischen Perspektive mit dem Thema „Bleivergiftung in der Antike" beschäftigen, indem der Frage nachgegangen wird, wie bedeutend die Bleiexposition in der und für die Entwicklung der römischen Gesellschaft gewesen ist. Von diesen Arbeiten werden beispielhaft einige hier kurz vorgestellt.

Eine Arbeit, die sich mit Blei und mit Bleivergiftungen eher allgemein beschäftigt, ist der Aufsatz von **Waldron** zum Thema „Lead poisoning in ancient times".[9] In diesem Aufsatz gelingt es Waldron, eine Ambivalenz im Umgang der römischen Gesellschaft mit Blei und Bleiprodukten aufzuzeigen. Auf der einen Seite sei ihr die Gefährlichkeit von Blei bekannt gewesen. Hierfür verweist Waldron auf die vorhandenen Schriften von Vitruv, Plinius, Dioskurides und Nicander sowie eventuell Hippokrates. Auf der anderen Seite stehe die massenweise auftretende Verwendung von Blei und Bleiprodukten: das teils aus Bleirohren bestehende Wasserleitungssystem, aber insbesondere die Zubereitung von Nahrungsmitteln bzw. Zusatzstoffen in mit Blei ausgekleideten Töpfen, was zu einer Konservierung sowie teilweisen Süßung der Produkte führte. In Experimenten, die letzteres nachstellten, sei ein beachtliche Konzentration von Blei erreicht worden. Aufgrund dieses Umgangs mit Blei käme es jedoch hin und wieder zu epidemischen Bleivergiftungen, die auch in der Literatur beschrieben werden. Dieser Befund habe letztlich zur These geführt, dass eine Bleivergiftung pandemisch in Rom war. Diese These sei jedoch von Gilfillan insofern weitergeführt werden, als dass der Untergang Roms das Ergebnis von Bleivergiftung gewesen ist. Allerdings weist Waldron in dieser Arbeit daraufhin, dass die Evidenz für die von Gilfillan angeführte Hypothese sehr gering bis nicht vorhanden ist. Jedenfalls zieht er in diesem Zusammenhang folgendes Fazit: „None of this data helps materially in determining the extent of lead poisoning in Rome".[10]

Die These, dass die erhöhte Bleiexposition und der Niedergang der römischen Kultur und ihrer Fortschrittlichkeit einen starken kausalen Zusammenhang aufweisen, formuliert **Gilfillan** bereits 1965 in seinem Aufsatz „Lead Poisoning and the Fall of Rome".[11] Grundlage für diese Theorie ist die Beobachtung, dass die römische Kultur von der römischen Oberschicht bestimmt

---

[8] ebd., S. 155.
[9] Waldron 1973, S. 391-399.
[10] ebd., S. 397.
[11] Gilfillan 1965, S. 53-60.

wird, wobei sich diese um das erste oder zweite Jahrhundert herum stark zu reduzieren begann. In dieser Zeit jedoch sei die griechische Küche integriert sowie das gesellschaftliche Verbot, dass Frauen kein Wein trinken dürfen, gelockert worden. Da die Einnahme von Wein und Traubensirup jedoch eine bedeutende Hauptquelle für die Bleiexposition sei, hätten die Frauen deswegen mehr Blei zu sich genommen, welches wiederum Sterilität, Fehlgeburten und hohe Kindersterblichkeit sowie Totgeburten verursachte. Zudem habe es permanenten geistigen Beeinträchtigungen bewirkt. Die übrigen aus der römischen Gesellschaft hätten jedoch kaum auf Wein, bleihaltigen Kosmetikartikeln und Farbpigmenten zugreifen, zeitgleich aber auch kaum Blei durch Wasser aus Bleirohren aufnehmen können, weshalb sich diese Gesellschaftsschichten zahlenmäßig nicht verringerten.[12]

Eine weitere Arbeit, die sich mit dem Werk von Gilfillan beschäftigt, ist der Aufsatz von **Needleman** und **Needleman**, in dem sie sich mit der konkreten Argumentationskette, die Gilfillan anführt, kritisch auseinandersetzen.[13] Als Ausgangspunkt für ihre Untersuchung verwenden sie Gilfillans Teilargument, dass sich die römische Aristokratie zahlenmäßig schnell verringerte. Ein wesentliches Gegenargument, was Needleman und Needleman hierzu anführen, besteht darin, dass ein Rückgang der Familien aus der Oberschicht nicht zwangsläufig einen Rückgang der Oberschicht bedeuten müsse. Aber falls diese Schlussfolgerung richtig sein sollte, dann habe es jedoch einen Grund geben müssen. Ein Aspekt, den die Autoren nachgehen, ist „voluntary family limitation".[14] Hierzu sei jedoch trotz weiterer demographischer Untersuchungen festzuhalten, dass die kombinierten Effekte von Zölibat, Verhütung und Kindstötung gravierend, aber nicht ausreichend seien, denn immerhin gäbe es Römer, die Kinder haben wollten, aber keine hatten. Hieraus lasse sich allerdings schlussfolgern, dass es Einschränkungen bei der Fruchtbarkeit gab.[15] Da Gilfillan an dieser Stelle die Bleivergiftung als hinreichende Ursache anführt, gehen Needleman und Needleman an dieser Stelle dieser Hypothese nach und kommen zu dem Schluss, dass die Nahrung und Umgebung stark kontaminiert worden sein könne.[16] Ob es jedoch Klassenunterschiede hinsichtlich der Bleiaufnahme gibt, so wie Gilfillan es postuliert, müsse zumindest mit Vorsicht behandelt werden, denn einerseits lassen fehlende schriftliche Zeugnisse einer Bleiepidemie aus der klassischen Epoche darauf schließen, dass die Bleiexposition durch die möglichen Quellen gering war. Andererseits beinhalten selbst die archäologischen Funde, die auf eine

---

[12] s. ebd, S. 54.
[13] Needleman/Needleman 1985, S. 63-94,
[14] ebd., S.72.
[15] s. ebd., S. 67-72.
[16] s. ebd., S. 75.

Beziehung zwischen Bleikonzentration in Knochen und sozialem Status hinweisen, keine ausreichende Evidenz dafür, „that lead consumption was largely determined by wealth and social status".[17] Zusätzlich zu weiteren Einwänden, die Needleman und Needleman in diesem Kontext einwerfen, resümieren sie, dass „lead poisoning then, cannot account for the involuntary sterility that afflicted many of the wealthy Roman families".[18]

Während Waldron das epidemische Vorkommen von Bleivergiftungen akzeptiert, bezweifelt **Scarborough** wie bereits Needleman und Needleman das endemische Auftreten von Bleivergiftungen in der klassischen Antike.[19] In seiner Rezension zu Nriagus Werk „Lead and lead poisoning in antiquity" analysiert Scarborough in Kürze die Texte, die die Zubereitung von *sapa*, Traubensirup usw. beschreiben, und geht im Anschluss auf die Problematik der bleihaltigen Wasserrohre sowie auf die Textstellen, in den veterinäre Autoren über Saturnismus schreiben, ein. Da die Antike um die Gefährlichkeit von Blei gewusst habe, sei die Verwendung von Blei nur bedingt vorgekommen. Außerdem lasse das geringe Vorkommen von klassischen Zeugnissen vermuten, dass Bleivergiftungen selten gewesen sind. Somit kommt Scarborough zu dem Schluss: „In sum, all the ancient evidence […] shows exposure to lead in various forms in food, water, and wine, but does not support the theory that lead poisoning was endemic or pandemic in the Roman empire".[20]

In einem Zeitschriftenartikel befasst sich **Hodge** mit der Frage, ob Vitruv mit seiner Aussage, dass das Wasser aus bleiernen Wasserleitungen gesundheitsschädlich sei, richtig liegt oder nicht.[21] Ausgehend von der modernen Ingenieurskunst müssten bei dieser Frage zwei Einwände unbedingt berücksichtigt werden. Als erstes führt Hodge an, dass eine mögliche Gefährdung durch Bleirohre nur bei weichem Wasser bestehe. Aufgrund des hohen Kalziumgehalts im harten Wasser komme es nämlich zu einer schnellen Inkrustierung, welche wiederum eine Trennschicht zwischen der bleiernen Wasserleitung und dem Wasser selbst darstelle. Da infolgedessen kein Kontakt zwischen Wasser und Bleirohr mehr vorliegt, könne sich das Blei auch nicht mehr im Wasser lösen.[22] Der zweite zu beachtende Einwand sei die Frage, inwiefern das Wasser durchlief oder nicht. Bei einem konstanten Durchlauf wäre ein Kontakt zu den Bleirohren nur minimal gewesen und damit die Bleikonzentration ebenfalls unerheblich. Obwohl ausgehend von der Menge an gefundenen Absperr- und Wasserhähnen davon

---

[17] ebd., S. 84.
[18] ebd., S. 86.
[19] s. Scarborough 1984, S. 473-475.
[20] s. ebd., S. 475.
[21] s. Hodge 1981, S. 486-491.
[22] s. ebd., S. 488-489.

auszugehen ist, dass es die Möglichkeit zum Absperren gegeben habe, meint Hodge, dass diese eher nicht gebraucht werden. Als wesentliche Belege für diese These führt er zum einen an, dass das Wasserleitungssystem grundsätzlich für einen konstanten Wasserablauf konstruiert wurde, zum anderen, dass hauptsächlich Absperr- und nicht Wasserhähne gefunden worden seien. Erstere seien jedoch normalerweise offen gelassen worden. Hieraus resultiere jedoch logischerweise, dass sich die Römer durch ihre Verwendung von bleiernen Wasserleitungen nicht selbst vergiften konnten und das Wasser harmlos gewesen ist, weil die Kontaktzeit von Blei und Wasser zu kurz sei.[23]

Dieses Resümee deckt sich mit den Ergebnissen einer Isotopenuntersuchung der Sedimente des Trajanischen Beckens, des Canale Romano und des Tiber-Flussbettes sowie von fünf Bleirohren. Die Autoren dieser Arbeit kommen hierbei zum Schluss, dass die Kontamination des Leitungswassers mit Blei durchaus messbar gewesen sei, aber eher keine Schädigung verursacht habe.[24]

Zuletzt ist noch die Studie von **Cilliers** und **Retief** unter dem Titel „Lead Poisoning and the Downfall of Rome: Reality or Myth?" zu erwähnen, die sich – wie die meisten der vorher genannten Arbeiten – mit dem Ausmaß der Bleivergiftungen und ihrem möglichen Einfluss auf einen längeren Entwicklungszeitraum dieser Gegend beschäftigt. [25] Im Gegensatz zu den bisherigen genannten Arbeiten weist diese Arbeit eine konkrete Struktur auf, in der zunächst die bekannten Fakten zum Gebrauch von Blei in der Antike, zu den überlieferten Zeugnissen sowie zu archäologischen Funden vorgestellt werden.[26] Ausgehend von diesen Fakten kommen Cilliers und Retief zu dem Schluss, dass aufgrund der erhöhten Bleiproduktion in dieser Zeit eine signifikante Kontamination der Bevölkerung zustande komme. Jedoch sei davon auszugehen, dass Bleivergiftungen in der klassischen Antike eine eher unbedeutende Rolle gespielt haben, weil das klinische Bild einer chronischen Bleivergiftung, wie bereits Needleman und Needleman sowie Scarborough formulierten, in dieser Zeit nicht beschrieben worden sei.

Insgesamt wird jedoch offensichtlich, dass Erkenntnisse über das Wissen antiker Fachschriftsteller zu mineralischen Giften in der Literatur nur sporadisch und gleichzeitig oft oberflächlich bleiben. Das tradierte Wissen wird somit nur als Quelle herangezogen, anstatt es zum eigentlichen Forschungsobjekt zu machen.

---

[23] s. ebd., S. 489-491.
[24] s. Delile/Blichert-Toft/Goiran et al. 2014, S. 6598.
[25] Cilliers/Retief 2019, S. 221-229.
[26] Aus diesem Grund bietet diese Studie einen guten Überblick zu diesem Thema, weswegen sie an dieser Stelle noch erwähnt wird.

3 THEORIE

Vor Beginn der Untersuchung ist zunächst der Forschungsgegenstand zu definieren. Der Terminus „mineralisches Gift" erklärt sich aus den Worten, aus denen er zusammengesetzt wurde. Es ist jedoch aufgrund der theoretischen Ausrichtung dieser Arbeit notwendig, zusätzlich das antike Verständnis für den Begriff „Gift" wiederzugeben. Zudem ist davon auszugehen, dass das antike Giftverständnis auf das Verständnis mineralischer Gifte zu übertragen ist. Als theoretische Grundlage hierfür muss die Humoralpathologie vorgestellt werden. Auf Grundlage dieser Vorstellungen wird der Terminus „mineralisches Gift" definiert sowie ein potentieller Ansatz für eine Behandlung erläutert.

3.1 DEFINITION „MINERALISCH"

Die heutige Wissenschaft bezeichnet eine chemische Substanz nur dann als Mineral, wenn die fünf Kriterien „natürlich", „anorganisch", „meist fest (kristallin)" sowie „stofflich homogen" erfüllt sind und es sich bei der Substanz um eine chemische Verbindung handelt.[27] Hierbei meint das Kriterium „natürlich", dass eine Substanz natürlich vorkommen muss, obgleich sie zum jeweiligen Zeitpunkt synthetisiert worden sein darf. Ferner muss die Substanz durch eine chemische Summenformel beschreibbar sein. Erst wenn eine Substanz diese fünf Kriterien erfüllt, wie z.B. Kalzit, darf sie als Mineral bezeichnet werden. Das Monosaccharid Glucose darf hingegen nicht als Mineral bezeichnet werden, weil es organisch ist, obwohl alle anderen Kriterien erfüllt sind. Eine Ausnahme von dieser Regel ist Quecksilber, das eigentlich bei Normalbedingungen flüssig ist, aber trotzdem als Mineral beschrieben wird.[28]

Aus antiker Perspektive hingegen lässt sich keine eindeutige Definition für „Mineral" formulieren, weil die antiken Autoren Begriffe wie „Mineral", „Metall", „Salz" etc. unterschiedlich verstanden haben. [29] Somit würde sich die moderne Definition von „mineralisch" wahrscheinlich von einzelnen Autoren der Antike zumindest ansatzweise unterscheiden. Um diesem Dilemma zu entgehen, wird in dieser Arbeit von folgender Definition für „mineralisch" ausgegangen:

---

[27] s. Sebastian 2022, S. 8.
[28] s. a.a.O.
[29] s. Goltz 1972, S. 1-2.

Als mineralisch werden die Substanzen verstanden, die weder tierischen noch pflanzlichen Ursprungs sind. Dabei sind diese Substanzen anorganisch und fest. Als einzige Ausnahme hierfür gilt, wie bereits bei Sebastian, Quecksilber.

3.2 VERSTÄNDNIS DER ANTIKE ZU DEN GIFTEN IM ALLGEMEINEN

3.2.1 Die in der Antike geläufigen Begriffe für „Gift"

Nachdem der Begriff „mineralisch" im vorherigen Unterkapitel näher erläutert wurde, ist als nächstes zu definieren, was als Gift verstanden wurde. In der antiken Literatur gibt es mit *τὸ φάρμακον*, *ὁ ἰός*, *τὸ τόξικον* und *τὸ δηλητήριον* sowie *venenum*, *virus* und *toxicum* unterschiedliche Begriffe für den Begriff „Gift",[30] wobei die Bedeutung etwas different ist.

Der Begriff *τὸ φάρμακον* wird in der altgriechischen Literatur in einer ambivalenten Bedeutung benutzt. So kann dieser Begriff sowohl „Heilmittel" als auch „Gift" bedeuten. Um diesem ambivalenten Charakter gerecht zu werden, muss der Begriff des *φάρμακον* ab dem *Corpus Hippocraticum* eher als „Mittel" übersetzt werden.[31] Um jedoch zu differenzieren, werden Attribute, wie *δηλητήριον* („das schädigende Mittel" = Gift) oder auch *τόξικον* („das Pfeilgift")[32], hinzugefügt[33], welche sich in der Antike teils zu einem eigenständigen Substantiv entwickelten, die aber in gleicher Funktion verwendet werden konnten. Auch wenn die ambivalente Bedeutung von *τὸ φάρμακον* in der hippokratischen Zeit besteht, rückt die Bedeutung „Gift" im Vergleich zur Bedeutung „Heilmittel" immer weiter in den Hintergrund, sodass *φάρμακον* ohne Attribut eher in der letzten Bedeutung verstanden wurde.[34]

Diesem gegenübergestellt ist *ὁ ἰός*. Sofern dieses nicht in einer übertragenen Funktion verwendet wurde, bezeichnete es das Gift von speziellen Tieren, wie Schlangen oder Skorpionen.[35] Deshalb ist dieser Begriff für die vorliegende Arbeit irrelevant.

---

[30] s. Horstmanshoff 1999, S. 43-44.

[31] s. Artelt 1968, S. 51. In der Zeit vor dem Corpus Hippocraticum ist die Übersetzung „Zaubermittel" in der griechischen Literatur zutreffender, weil die Wirkungsweise der Pharmaka noch als magisch dargestellt wurde (s. ebd., S. 39).

[32] Das *φάρμακον* in *τὸ τόξικον φάρμακον* wird in der Bedeutung „(Pfeil-)Gift", allerdings nicht im Sinne eines Heilmittels verwendet. Tatsächlich wird *τὸ τόξικον*, zwar selten, aber auch in der übergreifenden Bedeutung „Gift" verwendet (s. Preiser 1967, S. 132; Teichfischer 2015, S. 330).

[33] s. Teichfischer 2015, S. 329; Preiser 1967, S. 132.

[34] s. Artelt 1968, S. 47, 51; Teichfischer 2015, S. 326. *Φάρμακον* in der Bedeutung „Heilmittel" wurde zusätzlich in dreierlei Weise verstanden: in der übergreifenden Bedeutung als „Heilmittel", die gleichzeitig die Nahrungsmittel beinhaltet, zusätzlich in der Bedeutung des lateinischen *medicamentum*, zu denen keine Nahrung mehr gehörte, sowie in der Bedeutung „Purgans" (s. Artelt 1968, S. 51-53). Diese sind in dieser Arbeit, die sich auf das Gift beziehen, indes irrelevant.

[35] s. Preiser 1967, S. 132.

Das lateinische *venenum* war anfangs, wie φάρμακον, ein ambivalenter Begriff. Während letzterer allerdings seine Ambivalenz im Grunde behält, entfällt beim lateinischen *venenum* die Bedeutung „Heilmittel" völlig. Stattdessen entwickelt es die allgemeine Bedeutung „Gift", wobei alle Giftarten inbegriffen sind. Damit vereinigen sich in *venenum* sowohl die griechischen φάρμακα δηλητήρια und die *ioí*.[36]

Als weiterer lateinischer Begriff gilt *virus*. Horstmanshoff versteht diesen Begriff als pflanzliches Gift generell.[37] Allerdings dürfte *virus* in der Bedeutung „tierisches Gift" oder „Saft, Feuchtigkeit", sei es pflanzlichen oder tierischen Ursprungs, ebenfalls verwendet worden sein, wie Teichfischer es beschreibt.[38] Damit ist dieser Terminus im Kontext mineralischer Gifte ebenfalls irrelevant.

Auch wenn in der darauffolgenden Zeit immer noch der ambivalente Charakter des Begriffs φάρμακον bestehen bleibt, ist dennoch zu vermerken, dass „eine grundsätzliche Scheidung von Heilmittel und Gift durchgeführt wird".[39] Damit ist die sachlich-begriffliche Ambivalenz nicht mehr gegeben: Entweder ist ein bestimmter Stoff ein Heilmittel oder ein Gift.

3.2.2 **Verständnis von Pharmaka, Heilmittel und Gift**

Nach dieser sprachlichen Differenzierung stellt sich nun allerdings die Frage, wie Gifte überhaupt verstanden wurden. Eine begriffliche Unterscheidung von Gift und Heilmittel wird erst in den *Problemata Physica* fassbar, wobei beide nach antikem Verständnis auf den Körper einwirken.[40] In diesem Werk, das unter dem Namen Aristoteles' veröffentlicht wurde, werden Gifte nämlich als Pharmaka verstanden, die „selbst in geringer Dosierung zugrunde richten" können[41], wodurch für Gifte eine exakte Definition vorliegt. Diese Unterscheidung ist allerdings nicht, wie es in der modernen Toxikologie der Fall ist, quantitativ zu verstehen, sondern qualitativ. Ein Gift ist von seinem Wesen her ein Gift, was für die Heilmittel ebenfalls galt.[42]

---

[36] s. Teichfischer, S. 331.

[37] s. Horstmanshoff 1999, S. 44.

[38] s. Teichfischer 2015, S. 332.

[39] Artelt 1968, S. 98.

[40] s. Aristoteles, *Problemata Physica* I 47; Harig 1977, S. 106. In der Antike wurde zudem zwischen Pharmaka und Nahrungsmittel unterschieden, wobei letztere die Substanzen sind, die vom Körper eine Veränderung erfahren.

[41] Aristoteles, *Problemata Physica* I 47.

[42] In der Forschung herrscht allerdings Uneinigkeit darüber, ob die Dosis für das Verständnis eines Gifts wirklich irrelevant gewesen ist. Während z.B. Harig und Richter dieser These aufgrund der qualitativen Definition eines Gifts zustimmen (s. Harig 1977, S. 108; Richter 2007, S. 494), verneinen z.B. Teichfischer und Touwaide diese, indem sie auf eine Stelle in Galens Opus (*De simpl. med. temp. ac fac.* V, 19 = XI, 767 K. (Kühn))

Galen griff diese qualitative Differenzierung auf und formulierte ebenfalls ein System von vier Gruppen an φάρμακα, die mithilfe ihrer Qualitäten Veränderungen im Körper hervorrufen können. Zu der ersten Gruppe gehören die Mittel, die nach der oralen Exposition unverändert bleiben, dabei aber den Körper bezwingen und eine Veränderung verursachen. Die Pharmaka der zweiten Gruppe werden vom Körper metabolisiert[43], woraufhin diese jedoch den Körper verändern und verderben. Diese beiden Gruppen an Pharmaka stellen für ihn die Gifte dar. Zur dritten Gruppe werden die Heilmittel gezählt, die den Körper nicht schädigen. Die vierte Gruppe beinhaltet die Heilmittel, die assimiliert werden und eine positive Wirkung ausüben.[44]

3.2.3 Die Humoralpathologie und ihr Bezug zur Pharma- und Toxikologie

Viele der theoretischen Überlegungen zur Funktionsweise von Giften beruhen auf der Humoralpathologie als gesundheitstheoretisches Konzept, weshalb an dieser Stelle die Humoralpathologie und ihr Bezug zur Pharmako- und Toxikologie erläutert werden muss.

Die Humoralpathologie ist eine von mehreren Theorien gewesen, um Gesundheit, Krankheit etc. definieren zu können. Allerdings wird in dieser Arbeit nur auf diese Theorie Bezug genommen, weil Galens Theorie zur Wirkungsweise von Giften auf dieser beruht, welche wiederum für die vorliegende Arbeit relevant ist. Ein zweiter Grund besteht in seiner Monopolstellung ab Galen, weshalb sich alle spätantiken und frühbyzantinischen Autoren unabhängig davon, ob sie nun kompilatorisch oder eigenständig arbeiteten, auf diese Theorie bezogen.[45]

Die grundsätzliche These der Humoralpathologie besagt, dass im menschlichen Körper flüssige Bestandteile, sogenannte χυμοί, existieren, die auf den Körper einwirken. In der prägalenischen Medizinliteratur finden sich unterschiedliche Zusammensetzungen. Eine von diesen, auf die sich Galen später bezieht, postuliert als Körpersäfte Blut, (gelbe) Galle, schwarze Galle und Schleim.[46] Diese bilden im Körper ein gewisses Gleichgewicht. Auf dieser Basis wird Gesundheit als ein harmonisches Gleichgewicht aller vier Körpersäfte (εὐκρασία) definiert, während ein disharmonisches Gleichgewicht eine Krankheit bedeutet. Eine Disharmonie kann dadurch entstehen, dass einer oder mehrere der Körpersäfte im Übermaß vorhanden oder verdorben sind oder dass ein Saft an eine ihm nicht zugestandene Stelle im Körper gewandert ist, was aus einer

---

verweisen, in der Pharmaka, die durch ihre Dosis wirken, von Pharmaka, die durch ihr Wesen wirken, unterschieden werden (s. Teichfischer 2005, S. 346-347; Touwaide 1994, S. 1954). Erstere werden aber nicht paracelsisch verstanden (s. a.a.O.).

[43] Dieser Begriff eignet sich hier, obgleich seine Bedeutung etwas anders als die in der heutigen Toxikokinetik ist.

[44] Galen, *De temperamentis* III, 2 = III, 656-657; s. Harig 1977, S. 108.

[45] s. Gundert 2005, Sp. 436-439; Goltz 1992, Sp. 1121.

[46] s. Hippokrates, *De nat. hom.* 6,2; Gundert 2005, Sp. 439.

inadäquaten Ernährung, aus jeder Art von Unmäßigkeit, einer der individuellen Physis entgegengesetzten Lebensweise oder klimatischen Einflüssen resultieren kann.[47]

Ferner wird theoretisiert, dass diese Säfte Qualitäten innehaben. Während beispielsweise Dioskurides diese nicht systematisiert, gibt es für Galen nur vier Primärqualitäten, nämlich einerseits die aktiven Qualitäten „warm" und „kalt" sowie andererseits die passiven Qualitäten „trocken" und „feucht", und weitere Sekundärqualitäten, die wiederum mit den Primärqualitäten verbunden sind. Zu diesen Sekundärqualitäten gehören beispielsweise die Geschmäcker, aber auch pharmakologische Eigenschaften, wie z.B. diuretisch oder schneidend zu sein. Galen formuliert zusätzlich eine dritte Gruppe an Qualitäten, die eine spezifische Wirkung, wie z.B. eine abführende oder emetische Wirkung, auslösen.[48]

Tabelle 1: Darstellung der Körpersäfte und den diesen zugeordneten Primärqualitäten (s. Riddle 1985, S. 171).

Körpersaft	Zugeordnete Primärqualitäten
Blut	warm-feucht
(gelbe) Galle	warm-trocken
schwarze Galle	kalt-trocken
Schleim	kalt-feucht

Zusätzlich kombiniert Galen die vier Säfte in seiner Humoralpathologie nicht nur mit den vier Primärqualitäten, sondern auch mit einer Temperamentenlehre, der Elementenlehre von Empedokles, den vier Jahreszeiten, verschiedenen Organen sowie den Lebensabschnitten (s. Tabelle **2**).[49]

Tabelle 2: Verknüpfungen der Körpersäfte mit anderen Theorien (s. Riddle 1985, S. 170).

Körpersaft	Schwarze Galle	Blut	Schleim	Gelbe Galle
Geschmack	sauer/scharf	süß	salzig	bitter
Elemente	Erde	Luft	Wasser	Feuer
Hauptorgan	Milz	Herz	Gehirn	Leber
Temperament	Melancholiker	Sanguiniker	Phlegmatiker	Choleriker
Jahreszeit	Herbst	Frühling	Winter	Sommer
Lebensabschnitt	Reife	Kindheit	Alter	Jugend

Bei Galen muss die Humoralpathologie als gesamtmedizinische Theorie verstanden werden, auf der sowohl die Toxikologie als auch die Pharmakologie, die ja theoretisch für die Behandlung von Vergiftungen eingesetzt werden könnte, beruhen. Essentiell für die Verbindung

---

[47] s. Goltz 1992, Sp. 1120.
[48] s. Riddle 1985, S. 172-173; Sigerist 1923, S. 13.
[49] s. Riddle 1985, S. 170.

zwischen der Humoralpathologie und der Pharmakologie ist das Wissen, dass Pharmaka aus einer Mischung von Elementen bestehen. Wenn ein Element in der Mischung des Pharmakons überwiegt, dann überwiegen gleichzeitig die Primärqualitäten jenes Elements, welche wiederum die Wirkung auslöst. Ein hauptsächlich aus Erde bestehendes Pharmakon kühlt und trocknet, weil Erde selbst dies auch tut. Damit wird folgerichtig ein quantitativer Aspekt in die Humoralpathologie integriert, da bestimmte Qualitäten leicht, aber auch sehr deutlich überwiegen können.

Auf dieser Basis formuliert Galen eine quantitative Skala der Wirksamkeit von Pharmaka, die vier Wirkungsgrade umfasst. Demnach kühlt ein Pharmakon mit Wirkungsgrad 1 so, dass fast nichts wahrgenommen wird (ἀμυδρῶς). Ein anderes kann aber so sehr kühlend sein, dass für den Menschen Lebensgefahr besteht (πλέως)[50]. Welche Qualität in welchem Grad vorliegt, lässt sich nur durch Erfahrung feststellen und nicht durch organoleptische Eigenschaften. Allerdings ist zu beachten, dass Pharmaka existieren, deren jeweilige Qualität als „indifferent" bezeichnet wird (σύμμετρον oder εὔκρατον). Dies bedeutet, dass ein Pharmakon z.B. weder kühlt noch wärmt. Es befindet sich in der Mitte der Skala.[51] Gleichzeitig ist zu berücksichtigen, dass die Wirksamkeit qualitativ gedacht wurde. Eine Verdopplung der Dosis verursacht somit nicht die doppelte Wirkung.[52]

Abgesehen von den Elementen sind die anderen Verknüpfungen ebenfalls für die Galenische Pharmakologie relevant, da sie letztlich die Ausgangsbasis beschreiben, auf der die Therapie gründet. Beispielsweise benötigt ein Junge bei Fieber ein stärker kühlendes Mittel als ein alter Mann, weil letzterer ein sanguinisches Temperament hat, das mit einer kühlenden Qualität verbunden ist. Daher muss sich der Wirkungsgrad der Heilmittel unterscheiden, auch wenn das Fieber jeweils gleich stark ist.[53]

Es muss gleichzeitig aber auch darauf verwiesen werden, was Riddle zu der Pharmakologie Galens schreibt:[54]

> Galen's pharmacology was not complete; he neither harmonized all inferences nor brought all his ideas together in one work. He scattered them, sometimes contradictorily. When discussing specific drugs, he often omitted a drug's property, as he omitted whether henbane's passive quality was drying or moistening and to what degree.

---

[50] s. Sigerist 1923, S. 13. Ferner gibt es eine offensichtliche (σαφῶς) und eine heftige Wirkung (ἰσχυρῶς).
[51] s. Israelson 1894, S. 14.
[52] s. Riddle 1985, S. 172. Sowohl Riddle als auch Sigerist beschreiben dieses ganze System nur für die Pharmakologie, allerdings bestehen Gifte ebenfalls aus einer Mischung von Elementen mit allen weiteren logischen Konsequenzen, weswegen eine Übertragung dieses Systems auf die Toxikologie legitim ist.
[53] s. Riddle 1985, S. 172-173.
[54] ebd., S. 173.

3.2.4 **Prinzipien zur Wirkung eines Gifts**

Das Verständnis der Giftwirkung beruht bei Galen auf der These, dass das Gift die Ursache der toxischen Wirkung ist. Dieses Gift wirkt sich nun aufgrund seiner eigenen Qualitäten (δυνάμεις) auf das Humoralsystem des Menschen aus und verursacht dort eine Dyskrasie.

Das Verständnis Giftwirkung ist daher eng verbunden mit der Vorstellung der δύναμις, aber zusätzlich auch mit den philosophischen Konzepten des Wesens (οὐσία) und der Natur (φύσις).[55] Ersteres beruht auf der Beobachtung und Überlegung, dass die Stärke der Wirkung z.B. eines Schlangengiftes ein Missverhältnis zu dem injizierten Volumen darstellt. Während Dioskurides diesen Terminus verwendet, um Giften Eigenschaften zuzuordnen (δύναμιν ἔχει ...), benutzt Galen diesen, um an manchen Stellen zu zeigen, dass das Gift an der toxischen Wirkung partizipiert (... δυνάμεώς ἐστι ...).[56] Neben der δύναμις ist das Wesen von Bedeutung. So können z.B. bestimmte Gifte dem menschlichen Wesen dermaßen entgegengestellt sein, dass sie dem Menschen völlig schaden.[57]

Wo und wie genau nun ein Gift seine toxische Wirkung entfaltet, hängt, wie bereits gesagt, mit seinen Qualitäten und somit letztlich mit der Zusammensetzung seiner Elemente zusammen. Der Wirkungsort eines Giftes beruht auf der Größe seiner Teilchen. Mineralische Gifte beispielsweise bestehen aus großen bzw. dicken Teilchen und können aufgrund ihrer Schwere nicht im Körper verteilt werden. Gifte hingegen, wie Kalk, Kanthariden oder der Seehase, die aus erdigen Teilchen bestehen und daher feinteiliger sind, können in Organe gelangen, die vom Verdauungssystem weiter entfernt sind.[58]

Obwohl einem Großteil der Gifte kühlende Qualitäten zugeordnet werden,[59] beschreibt Galen in seinen Werken, dass Gifte mit wärmenden Qualitäten existieren, zu denen insbesondere mineralische Gifte, aber auch z.B. ätzende Mittel gehören.[60] Hierbei gilt, dass ein Gift mithilfe und gleichzeitig entsprechend seiner Qualitäten wirkt. Ein warmes Mittel erwärmt beispielsweise den Körper, während ein kühles ihn kühlt[61], denn letztlich beruht die Wirkung eines Gifts auf der Mischung (κρᾶσις) seiner Elemente. Wenn nun Elemente mit warmen Eigenschaften überwiegen, dann bedeutet dies, dass diese Mischung bei der Applikation eines

---

[55] s. Touwaide 1994, S. 1967.
[56] s. ebd., S. 1964-1967.
[57] s. ebd., S. 1967-1969.
[58] s. ebd., S. 1971.
[59] s. z.B. Celsus, *De medicina* V, 27, 3E; Ihm 2005, Sp. 359. Eine generelle Formulierung, wie bei Ihm, ist jedoch nicht zulässig.
[60] s. Touwaide 1994, S. 1963; Israelson 1894, S. 15.
[61] s. Riddle 1985, S. 172. Riddle spricht zwar hier von der Pharmakologie, aber die nachfolgende Argumentation legt nahe, dass dieses Prinzip auf Gifte übertragen werden kann.

derartigen Gifts in den menschlichen Organismus hineingelangt und dort relativ zum menschlichen Körper warm ist und daher auch wärmt. Daher wäre es unlogisch, wenn durch dieses Gift eher kühlende Körpersäfte entstünden. Somit besitzt ein Gift mit einem warmen Wesen eine wärmende Kraft.

Zusätzlich gibt es bei Galen einige Hinweise darauf, dass Gifte im Zusammenhang mit Säften verstanden worden sind. So erzeugen Pilze im Körper kalte, zähflüssige und dicke Körpersäfte. Auf diese Weise beeinflussen diese mit ihren Qualitäten das Humoralgleichgewicht und verursachen sie die gleichen Beschwerden, wie bei einer natürlichen Anomalie der Körpersäfte. Konsequent weitergedacht bedeutet dieser Umstand, dass zwischen einem Toten, der an dieser Vergiftung stirbt, und einem Toten, bei dem diese Dyskrasie natürlich auftritt, nicht unterschieden werden kann. Ein ähnlicher Gedanke findet sich im Kontext mit der Pest.[62] Ausgehend von diesen Stellen kann vermutet werden, dass für Galen Vergiftungen zur Produktion unnatürlicher Säfte führen, deren Qualitäten denen des jeweiligen Gifts entsprechen. Diese wiederum können auf das Humoralsystem einwirken und die Dyskrasie auslösen.

Insgesamt muss also zusammengefasst werden, dass Gifte aus einer Mischung unterschiedlicher Elemente bestehen und somit verschiedene δυνάμεις innehaben, welche wiederum so gravierend sind (Grad 4[63]), dass der menschliche Körper und sein eigenes Wesen diesen Qualitäten bzw. Kräften nichts „entgegenzusetzen haben und dadurch zugrunde gerichtet" würden.[64] Durch die jeweiligen δυνάμεις beeinflussen die Gifte nämlich das Humoralsystem, indem sie selbst einen eigenen Saft entstehen lassen, welcher wiederum eine Dyskrasie auslöst, die zum Tod des Vergifteten führt.

3.3 MINERALISCHES GIFT

Nachdem nun die Definitionen von Mineralien und das antike Verständnis zu Giften im Allgemeinen, soweit es in der Forschungsliteratur zu finden ist, erläutert wurde, ist eine präzise Definition des Terminus „mineralisches Gift" möglich.

Ein mineralisches Gift wird in dieser Arbeit verstanden als ein Gift, das weder tierischen noch pflanzlichen Ursprungs, dafür aber fest und anorganisch ist. Vom letzten Kriterium

---

[62] s. Touwaide 1994, S. 1970.1972.
[63] Israelson nennt diesen Wert im Zusammenhang mit Opium, Mandragora und anderen (s. Israelson 1894, S. 15).
[64] s. Teichfischer 2015, S. 347.

ausgenommen ist Quecksilber. Ein Gift wirkt bereits in geringen Dosen aufgrund der Mischung seiner Elemente und seiner Qualitäten auf das Humoralsystem und damit auf den menschlichen Organismus schädlich ein, indem er eine Dyskrasie auslöst, die tödlich wirkt. Diese wird vermutlich durch die Produktion eines unnatürlichen Safts verursacht, die vom Gift selbst ausgelöst wird.

3.4 Die Therapie von Vergiftungen

Die Therapie von Vergiftungen stellt ein gewisses Problem dar, da die Funktionsweise von Antidote in der Forschung bisher wenig untersucht wurden. Letztlich ist jedoch bekannt, dass die Wirkung der Gegengifte darauf beruht, das Gift zu verändern oder es zu entleeren.[65] Vom letzteren kann daher ausgegangen werden, dass das jeweilige Gegengift durch seine dritte Qualität wirkt, sei es nun ein Emetikum, ein Purgativum oder andere, was der Wirkung eines Heilmittels ähnelt.[66] Allerdings bleibt die Frage offen, wie man sich die Veränderung eines Gifts vorstellen könnte.

Bekannt ist darüber hinaus, dass Milch entgiften sollte, indem es entweder eine Schutzschicht aufbaut (Mucilaginosum), die einen Reiz mindern soll, oder indem es eine Defäkation (Laxans) oder Erbrechen und Purgation (Emetikum) verursacht. Offensichtlich gibt es aber keinen Bezug zur Humoralpathologie.[67]

Allerdings besteht durchaus die Möglichkeit – und dieses wird im Folgenden angenommen –, dass Gegengifte nach demselben Prinzip wie Heilmittel, nämlich basierend auf der Humoralpathologie, ausgewählt wurden. Als Grundlage für diese Annahme gilt die Erkenntnis, dass im Werk *De theriaca ad Pisonem* implizit die therapeutische Gleichwertigkeit von Giften und anderen Pathogenen formuliert wird.[68] Dieses bedeutet jedoch, dass der betreffende Autor[69] einerseits Gifte als Pathogen verstanden hat, andererseits somit die Therapie auf einer ähnlichen Grundlage vermutlich durchgeführt wurde.

---

[65] s. Israelson 1894, S. 15.

[66] Ein Heilmittel sollte einen oder mehrere der Körpersäfte, von dem angenommen wurde, dass es die Dyskrasie auslöste, aus dem Körper entfernen, um das individuell harmonische Gleichgewicht wieder herzustellen (s. z.B. Teichfischer 2015, S. 347). Die Antike weist dabei mehrere theoretische Modelle für die Funktionsweise eines Heilmittels auf, so z.B. im Corpus Hippocraticum (s. Artelt 1968, S. 74) oder in den *Problemata Physica* (s. Aristoteles 864a, 5 – 864b, 11).

[67] Lendle 1953, S. 286-287. Der Autor beschreibt allerdings, dass ein Bezug zur Humoralpathologie eigentlich erwartet worden ist.

[68] s. Touwaide 1994, S. 1972.

[69] Die Autorenschaft Galens ist unsicher.

Der Einsatz der Pharmaka orientiert sich dann am Heilprinzip, Gegensätzliches mit Gegensätzlichem zu behandeln (*contraria contrariis*). Bereits vor Galen wurden Krankheiten Qualitäten zugeschrieben. Heilmittel mussten daher die konträre Qualität aufweisen, um die Qualität der Krankheit auszugleichen und die Eukrasie wiederzuerlangen. Galen verband dieses Heilprinzip zudem mit seiner Skala der Wirksamkeit von Pharmaka. Ihm zufolge besaßen Heilmittel ihre Qualitäten in unterschiedlichen Graden, woran sich die Therapie orientiert, indem Heilmittel eingesetzt werden, deren Qualitäten konträr sind.

> So wird eine Krankheit, deren Qualität kalt im zweiten Grad ist, durch ein Mittel von der Qualität warm im gleichen Grad bekämpft oder durch eine Mischung von zwei warmen Mitteln im ersten und dritten Grad usw.[70]

Wenn dieses Prinzip auf die Behandlung eines Gifts übertragen wird, dann muss ein Antidot gegeben werden, dass die konträre Qualität aufweist. Ein Gift mit warmer Qualität muss somit mithilfe eines kühlenden Antidots behandelt werden.[71] Sollte diese Annahme zutreffen, ließen sich Rückschlüsse auf die toxische Wirkung eines mineralischen Gifts ziehen. Dadurch würden derartige Informationen eine weitere Quelle für Informationen zu den Primärqualitäten darstellen, um die Ausgangsfrage zu beantworten.

---

[70] Sigerist 1923, S. 13. Der Grad der Wirksamkeit eines zusammengesetzten Heilmittels wurde aus dem Arithmetischen Mittel der Wirkungsgrade der einzelnen Gifte berechnet. Auf diese Weise ergibt sich, dass das zusammengesetzte Heilmittel im Zitat eine Gesamtwirkung von warm im zweiten Grad innehat.

[71] Ob jedoch dieses Prinzip auf die numerische Wirkungsgrade bezogen werden darf (Ein im 4. Grad wärmendes Gift wird durch ein Gift, das im 4. Grad kühlt, behandelt.), ist bezweifelbar, weil es sich bei diesem Antidot ebenfalls definitionsgemäß um ein lebensbedrohliches Pharmakon handeln würde.

4 Design der Analyse

Da die Ressourcen für die Arbeit begrenzt waren, konnten nicht alle Facetten dieser Thematik abgedeckt werden. Daher war es notwendig, einen Rahmen abzustecken, innerhalb dessen die Analyse durchgeführt werden kann. Dieser Rahmen besteht hauptsächlich in der Anzahl der Manuskripte aber auch in spezifischen Forschungsfragen, an denen sich die Analyse orientiert.

4.1 Textueller Rahmen

Die Wahl der Autoren und der Manuskripte basiert auf der toxikologischen Ausrichtung dieser Arbeit, sodass insbesondere die Autoren behandelt werden, die sich fachlich mit der Toxikologie mineralischer Substanzen auseinandersetzen. Von den Autoren, die sich der Forschungsliteratur nach [72] damit befassten, werden daher nur diejenigen ausgewählt, die bereits bei grober Durchsicht einen konkreten Bezug zur mineralischen Giftkunde aufwiesen. Auf diese Weise wurden elf Autoren ausgewählt, die im Folgenden zusammen mit ihren Werken kurz vorgestellt werden.

4.1.1 Nicander von Kolophon

Nicander ist ein Autor des 2. Jahrhunderts v. Chr., der ursprünglich wohl aus Clarus nahe Kolophon stammte und der offensichtlich nicht mit dem gleichnamigen Epiker verwechselt werden darf.[73] Von ihm sind zwei toxikologische Lehrgedichte überliefert, von denen sich das eine Werk, die Θηριακά, mit tierischen Giften beschäftigt, während das andere, die Αλεξιφάρμακα, die getrunkenen Gifte zumeist pflanzlicher, aber auch mineralischer und tierischer Art beinhaltet. Problematisch sind bei ihm „die dunkle Kunstsprache sowie die metrische Form[, die] eine genaue Terminologie u[nd] somit eine praktische Umsetzung" verhinderten. Zudem sind seine Rezeptangaben selten exakt.[74] Ferner ist er von der homerischen und epischen Sprache beeinflusst worden. Von Bedeutung sind für diese Arbeit insbesondere die Textabschnitte zu Bleiweiß und Bleiglätte in den Alexipharmaka.

---

[72] s. Ihm 2005, Sp. 358; Touwaide 1991, S. 266-268.
[73] s. Gow/Scholfield 1979, S. 4-5; Jacques 1979, S. 133.
[74] Ihm 2005, Sp. 650.

4.1.2 **Celsus**

Celsus, der im 1. Jahrhundert n. Chr. lebte und eventuell als Arzt praktizierte[75], schrieb das aus 26 Büchern bestehende, enzyklopädische Werk *Artes*, von dem allerdings nur die *De medicina libri octo* erhalten sind. In diesen werden verschiedene medizinische Themen behandelt. Offensichtlich steht Celsus im Erbe alexandrinisch-hellenistischer Medizin, wobei er allerdings auch Elemente aus hippokratischen Schriften in sein Werk implementierte. In seinem Werk findet sich zum ersten Mal die Einteilung der Medizin in Diätetik, Pharmazeutik und Chirurgie.[76] Auf die Pharmazeutik geht Celsus insbesondere im fünften und sechsten Buch ein. In diesem Kontext wird ein wenig die Toxikologie tangiert. Für diese Arbeit sind daher nur der Vermerk zur Bleiweißvergiftung sowie die Wirkungsweisen einfacher Mittel am Anfang des fünften Buchs von Bedeutung.[77]

4.1.3 **Scribonius Largus**

Scribonius Largus arbeitete im 1. Jahrhundert n. Chr. in Rom als Arzt unter Kaiser Claudius. Überliefert sind von ihm die *Compositiones*, die erste römische Rezeptsammlung, von denen einige Rezepte zur Behandlung von Vergiftungen eingesetzt wurden.[78] Zu diesen gehören die Vergiftungen durch Gips, Bleiglätte und Bleiweiß (Kapitel 182 – 184), in denen nicht nur die Antidote, sondern auch die Symptome beschrieben werden. Es ist bekannt, dass für ihn Erfahrung bei der Anwendung der Heilmittel sehr wichtig gewesen ist. Ihm selbst zufolge hat er sogar die beschriebenen Mittel selbst hergestellt und erprobt. Allerdings lässt er sich keiner medizinischen Schule richtig zuordnen.[79]

4.1.4 **Pedanius Dioskurides**

Dioskurides verfasste zum einen im 1. Jahrhundert n. Chr. das bedeutendste pharmakologische Werk der Antike namens περὶ ὕλης ἰατρικῆς, besser bekannt unter seinem lateinischen Titel *De materia medica*. Zum anderen gilt er als der Autor der eher weniger bekannten Schrift Περὶ ἁπλῶν φαρμάκων.[80] Insbesondere das erstgenannte Werk ist ein Meilenstein in der antiken

---

[75] Die Forschung ist sich über diesen Sachverhalt nicht einig (s. z.B. Oser-Grote 2005, Sp. 191; vgl. Schulze 2007, S. 57; Schipperges 2007, S. 235).

[76] s. Oser-Grote 2005, Sp. 189-190.

[77] Celsus, *De Medicina* V, 27, 12 B; V, 1-16.

[78] s. Cardauns 2007, S. 1312; Schonack 1913, S. XIV; Touwaide 1991, S. 266.

[79] s. Hahn 2005, Sp. 786; Cardauns 2007, S. 1312.

[80] s. Stamatu 2005, Sp. 227-228.

Pharmakologie, weil er – zumindest die pflanzlichen – Heilmittel nicht alphabetisch oder botanisch, sondern vielmehr nach physiologischen Effekten anordnete.[81]

Das Werk *De materia medica* ist nach Aussage des Autors als ein Nachschlagewerk zu verstehen, in dem er die Heilmittel nicht nur inhaltlich in (1) Pflanzen, (2) Tiere und deren Produkte sowie (3) Mineralien systematisch einteilt, sondern auch diese in Klassen unterteilt. Ferner weist er bei den pflanzlichen Giften eine stringente Struktur auf.[82] Für die vorliegende Arbeit ist dieses Werk relevant, weil die Eigenschaften der Mineralien aufgeführt werden, die ausgehend vom toxikologischen Kanon giftig sind. Außerdem beschreibt Dioskurides die Eigenschaften der Gegenmittel mineralischer Gifte.

Das Werk „Über die einfachen Pharmaka" wurde nach Pathologien gegliedert, wobei die Vergiftungen den letzten Teil einnehmen.[83] Insbesondere die letzten vier Kapitel über die Vergiftungen durch Gips, Bleiglätte, Bleiweiß und Quecksilber sind in dieser Arbeit zu berücksichtigen.

4.1.5 Pseudo-Dioskurides

Die Bücher περὶ δηλητηρίων, ἰοβόλων καὶ εὐπορίστων, die unter dem Namen von Dioskurides veröffentlicht wurden, gehören allerdings nicht zu dessen Opus. Daher wird in der Wissenschaft immer von Pseudo-Dioskurides gesprochen.[84] Sie wurden etwa zu derselben Zeit wie das Werk *De materia medica* veröffentlicht, allerdings zu einem späteren Zeitpunkt diesem hinzugefügt.[85] Pseudo-Dioskurides strukturiert sein Werk nach einem therapieorientierten Schema, wie es in anderen toxikologischen Werken mindestens ansatzweise ebenfalls vorkommt, weshalb sich pflanzliche, mineralische und tierische Gifte abwechseln.

Folgendes Schema (Abbildung **1**) geht von drei Szenarien aus. Im ersten Szenario ist das Gift bekannt, wodurch der Arzt nur noch die notwendige Therapie durchzuführen hatte. Sollte das Gift allerdings nicht bekannt sein, so kann der Arzt bei eventuell vorhandenen Rückstände

---

[81] s. Riddle 1985, S. 21.

[82] Diese Reihenfolge lautet: Name der Pflanze, eventuell Synonyme, bildliche Darstellung, Fundort, botanische Beschreibung, pharmakologische Wirkungen, medizinische Anwendung, schädliche Nebenwirkungen, Dosierung, Anweisungen zum Sammeln, Zubereiten und Aufbewahren, Möglichkeiten der Verfälschung und Methoden, wie man verfälschte Substanzen erkennt (s. Stamatu 2005, Sp. 229).

[83] s. Touwaide 1991, S. 267.

[84] Da Ihm kommentiert, dass die Ausgabe von Touwaide nicht der Forschung zugänglich ist (dies. 1995, S. 37), und trotz intensiver Recherche die wissenschaftliche Ausgabe nicht gefunden wurde und über Fernleihe nicht bestellbar war, wurde mit der Ausgabe von Sprengel (1830) gearbeitet. Der Titel und die angeführten Paragraphen entstammen dieser Ausgabe.

[85] s. Touwaide 1991, S. 267. Dieser meint, dass jenes Werk vor Galen geschrieben wurde (s. ders. 1994, S.1919).

anhand organoleptischer Untersuchungen das Gift identifizieren. Sollte selbst dieses nicht möglich sein, dann soll der Arzt im dritten Szenario anhand der Symptome das Gift identifizieren. Dies erklärt, warum die einzelnen Kapitel sowohl die Symptomatik als auch die Therapeutik beinhalten.

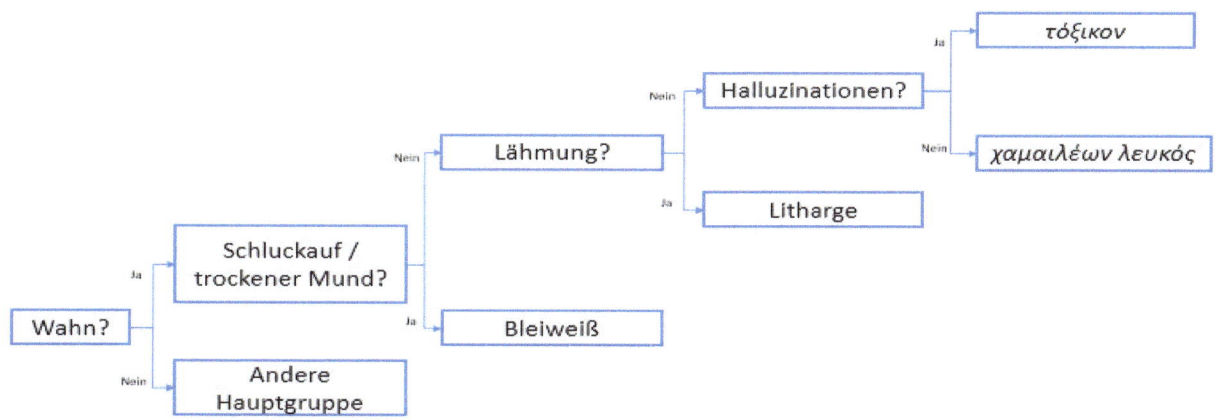

Abbildung 1:Beispielhafter Leitfaden, wie eine Identifikation ablaufen könnte (s. Touwaide 1991, S. 275). Allerdings ist dieses nicht ganz korrekt, da Litharge, also Bleiglätte, nach Pseudo-Dioskurides überhaupt keinen Wahn bewirkt (s. Kapitel 6.1).

Allerdings existiert noch eine weitere Struktur, die letztlich eine Art Differentialdiagnose ermöglicht. Pseudo-Dioskurides ordnet die Gifte nämlich in Gruppen. Die Gifte einer Gruppe verbindet ein eindeutiges Symptom. So gibt es Gifte, die alle eine innere Verbrennung, ein Delirium oder ein anderes verbindendes Symptom zur Folge haben. Innerhalb dieser Gruppen unterscheiden sich die Wirkstoffe dabei so, dass der Arzt mithilfe der beschriebenen Symptome wie an einem Leitfaden das betreffende Gift ermitteln kann (s. z.B. Abbildung 1).[86]

Abgesehen von Bleiweiß und Bleiglätte, die im obigen Leitfaden genannt wurden, werden in ersten Buch dieses Werks *Περὶ δηλητηρίων φαρμάκων καὶ τῆς αὐτῶν προφυλακῆς καὶ θεραπείας* noch Gips sowie Realgar, Auripigment und Kalk als mineralische Gifte angeführt.[87]

4.1.6 C. Plinius Secundus Maior[88]

Plinius ist der heutigen Forschung insbesondere als Militär und Enzyklopädist des 1. Jahrhunderts nach Christus bekannt. Insbesondere seine Enzyklopädie *naturalis historia*, das einzige überlieferte Werk, ist als „unschätzbare Quelle des Wissens u[nd] ebenso der Kultur- u[nd] Geistesgeschichte" anzusehen.[89] Allerdings sammelt Plinius alle Informationen recht

---

[86] s. Touwaide 1991, S. 272-275.
[87] Pseudo-Dioskurides, *Περὶ δηλητηρίων φαρμάκων καὶ τῆς αὐτῶν προφυλακῆς καὶ θεραπείας* 22, 24, 27-29.
[88] Im Folgenden wird nur der Name Plinius verwendet.
[89] Hahn 2005, Sp. 714.

34

unreflektiert, sodass auch volksmedizinische und magische Aspekte in das Werk integriert wurden. In der *naturalis historia* findet sich kein eigenes Sachgebiet zur mineralischen Toxikologie. Daher sind einzelne Passagen, Satzteile etc. aus dem Werk heraus zu filtern, um die ihm bekannten Fakten zur mineralischen Toxikologie zu extrahieren.[90]

4.1.7 Galen

Der aus Pergamon stammende Arzt (129 - ca. 210 n.Chr.) war einer der bedeutendsten, wenn nicht sogar der bedeutendste Arzt der Antike. Er veröffentlichte eine Vielzahl medizinischer Werke, die allerdings nur teilweise überliefert wurden. Er beschäftigte sich erst zum Ende seines Lebens hin intensiv mit der Toxikologie, wobei er bereits in seinen früheren Werken auf Toxikologisches eingegangen ist. Somit lassen sich zwei Grade theoretischen Wissens bezüglich der Toxikologie festhalten.[91]

Zu den nicht-toxikologischen Werken, die aber toxikologische Themen tangieren, gehören als erstes die Werke *De temperamentis, De alimentorum facultatibus, De probis pravisque alimentorum sucis, De simplicium medicamentorum temperamentis et facultatibus, De medendi methodo*, in denen sich Hinweise zu Substanzen und Tieren sowie zu Spezifikationen toxischer Eigenschaften befinden. Zweitens gibt es die Werke *De compositione medicamentorum secundum locos, De compositione medicamentorum per genera*, in denen die Themen Gegengifte, Therapien und Prävention berührt werden, sowie die Werke *De sectis, De optima secta, De causis contentivis, De constitutione artis medicae* und *De partibus artis medicativae*, in denen theoretische Fragen mit einem Zusammenhang zur Toxikologie behandelt werden.[92]

Zu den Abhandlungen, die sich spezifisch mit der Toxikologie befassen, gehören *De antidotis, De theriaca ad Pisonem*, wobei die Urheberschaft wahrscheinlich, aber nicht abschließend geklärt ist, *De theriaca ad Pamphilianum*, welches er wiederum wohl nicht schrieb, sowie die Werke Περὶ θηριακῆς und Περὶ ζῴων φθαρτικῶν und weitere Arbeiten, die nur auf Arabisch überliefert wurden.[93]

Da deshalb eine hohe Informationsfülle zu mineralischen Giften vorliegt, kann an dieser Stelle keine konkrete Stelle angeführt werden, die von besonderer Relevanz für die Arbeit ist.

---

[90] s. ebd., Sp. 714-715; Haage/Wegner 2007, S. 1170.
[91] s. Touwaide 1994, S. 1951.
[92] s. ebd., S. 1926 – 1927. Es ist zu beachten, dass Touwaide mit Toxikologie nicht nur die Behandlung der Gifte an sich und ihrer Therapie sowie theoretische Modelle der Toxikologie meint, sondern auch die Polypharmazie (ebd., S. 1928-1929).
[93] s. ebd., S. 1900 – 1926. Auf einige dieser toxikologischen Werke konnte jedoch nicht zugegriffen werden.

4.1.8 sog. Aelius Promotus

Bei dem Werk *Περὶ τῶν ἰοβόλων θηρίων καὶ δηλητηρίων φαρμάκων*, das lange Zeit in der Forschung Aelius Promotus, einem Arzt und Pharmakologen aus dem ersten oder zweiten Jahrhundert n. Chr., zugeschrieben wurde,[94] handelt es sich jedoch um ein toxikologisches Traktat anonymer Quelle[95]. Es wurde irgendwann zwischen dem zweiten und sechsten Jahrhundert verfasst, entstand jedenfalls aber noch vor Aetios vor Amida, der sich auf diese Abhandlung bezieht.[96]

Das Werk lässt sich thematisch in zwei Teile gliedern, wobei sich der erste mit Vergiftungen durch den Biss oder Stich eines Tieres beschäftigt, während der zweite Teil oral eingenommene Gifte behandelt.[97] Die relevanten Gifte für diese Arbeit finden sich im 72. und 73. Kapitel.

4.1.9 Oreibasios

Oreibasios war im vierten Jahrhundert n. Chr. der Leibarzt und Bibliothekar von Kaiser Julian Apostata. Er verfasste vier Werke, von denen die *ἰατρικαὶ συναγωγαί* die umfassendste ist. Bei diesem Werk handelt es sich um eine „enzyklopädische Kompilation über die gesamte Medizin"[98] aus den Werken von Galen und anderen Autoren, wie Dioskurides und einigen Autoren des *Corpus Hippocraticum*.[99] Von diesem Werk sind nur 25 Bücher erhalten. Zusätzlich gibt es einige Exzerpte bzw. Fragmente aus verlorenen Büchern und Rezeptauszüge (*libri incerti; eclogae medicamentorum*) sowie eine Zusammenfassung des ersten Werks (*σύνοψις πρὸς Εὐστάθιον*) und das Werk *πρὸς Εὐνάπιον*, die sich mit leicht zu beschaffenden Heilmitteln und Behandlungsmethoden befassen.[100] Im Opus Oreibasios' gibt es zwar Informationen zur Toxikologie, wie die Stelle zu Gips in den *Collectiones medicae* sowie die zu Quecksilber in den *Eclogae medicamentorum*[101], allerdings lässt sich aufgrund der fragmentarischen Überlieferung wohl kein Überblick über seine Toxikologie reproduzieren.[102]

---

[94] Für einen Überblick über die Geschichte der Autorenzuschreibung, s. Ihm 1995, S. 1-2 (Fn. 8).
[95] s. ebd., S. 1. Im weiteren Verlauf wird der Einfachheit halber trotzdem immer Aelius Promotus als Autor genannt.
[96] s. ebd., S. 19.
[97] s. ebd., S. 6.
[98] s. De Lucia 2005, Sp. 660.
[99] s. Leven 2007, S. 1076.
[100] s. De Lucia 2005, Sp. 660.
[101] s. *Coll. med.* XIII, G11; s. *Ecl. med.* 131.
[102] s. Touwaide 1991, S. 268.

4.1.10   Aetios von Amida

Aetios von Amida war im 6. Jahrhundert n. Chr. Leibarzt von Kaiser Justinian in Konstantinopel. Ansonsten ist über sein Leben nicht viel bekannt. Er schrieb ein aus 16 Büchern bestehendes enzyklopädisches Sammelwerk über die Medizin. Als Quelle dienten ihm u.a. Werke von Galen, Rufus von Ephesus und Aelius Promotus. Allerdings verblieb es nicht nur beim Kompilieren. Vielmehr berichtigte oder erläuterte er sie[103].

Für die Toxikologie ist insbesondere das XIII. Buch von Interesse, das ab Kapitel 76 auf die mineralischen Gifte Gips, Bleiweiß, Bleiglätte, Quecksilber sowie Auripigment, Realgar und Kalk eingeht.[104]

4.1.11   Paulos von Aegina

Im 7. Jahrhundert n. Chr. verfasste Paulos von Aegina, wie bereits Oreibasios und Aetios von Amida vor ihm, eine Enzyklopädie unter dem Titel *Πραγματεία* zu dem medizinischen Wissen seiner Zeit. Ziel dieser war eine umfassende und gleichzeitig handliche Zusammenfassung des medizinischen Wissens.[105] Die Enzyklopädie dieses frühbyzantinischen Arztes und Autors besteht aus sieben Büchern, von denen sich das fünfte mit der Toxikologie beschäftigt.[106] In diesem Buch behandelt Paulos von Aegina nicht nur die bereits bei Aetios von Amida erwähnten mineralischen Gifte, sondern auch elementares Blei und dessen Waschwasser.[107]

4.2 DESIGN DER ANALYSE UND PRÄZISIERUNG DER AUSGANGSFRAGE

Wie bereits in der Einleitung vorgestellt, besteht das Ziel dieser Arbeit in der Systematisierung und Analyse der toxikologisch relevanten Fakten des vorgestellten Textkorpus. Daher ist zunächst folgende Frage zu behandeln:

> **F1:   Welche Fakten zu den mineralischen Giften gibt es und wie lassen sich diese systematisieren?**

---

[103] s. Wegner 2007, S. 16; Garzya 2005, Sp. 19-20.
[104] Aufgrund der fehlenden Edition der betreffenden Kapitel wurde auf die lateinische Übersetzung von Cornarius (16. Jahrhundert n.Chr.) sowie auf den griechischen Text zu Bleiglätte bei Ihm (s. dies. 2005, S. 136f.) zurückgegriffen.
[105] s. Pormann 2005, Sp. 681.
[106] s. Touwaide 1991, S. 268.
[107] s. Paulos von Aegina V, 59-64.

Da sich die antike Toxikologie nun insbesondere mit der Behandlung von Vergiftungen beschäftigt[108], für das Verständnis mineralischer Gifte aber insbesondere die Giftwirkung und die dadurch ausgelösten Veränderungen im menschlichen Organismus[109] wichtig sind, muss die Analyse inhaltlich gegliedert werden.

Um das antike Verständnis der Toxikodynamik eines mineralischen Gifts zu reproduzieren, sind verschiedene Facetten zu beleuchten, die mit mehreren Forschungsfragen erfassbar sind:

F2.1:   Was ist die jeweilige Giftwirkung und welche Ursache liegt ihr zugrunde?

Da nun aber die Symptome als Auswirkungen bereits bei der Systematisierung der Primärdaten erfasst werden, kann somit als weitere Frage formuliert werden:

F2.2:   Inwiefern stimmen die Angaben zu der Toxikodynamik mit den angegebenen Symptomen bei dem einzelnen Gift überein?

Damit wird gleichzeitig implizit nach der logischen Stringenz zwischen Giftwirkung und beschriebener Symptomatik gefragt. Zusätzlich wird nach der Behandlung der Toxikodynamik die Frage relevant, wie das jeweilige Gift in das System der Pharmaka einzugliedern ist.

F2.3:   Welcher Gruppe an Giften muss das jeweilige mineralische Gift zugeordnet werden?

Der zweite Teil der Analyse befasst sich mit den Antidoten, mit denen die betreffende Vergiftung behandelt werden sollte. Hierbei ist hauptsächlich folgende Frage interessant:

F3:   Was lässt sich zur Eignung der genannten Gegengifte anhand der beschriebenen Eigenschaften sagen?

Alle Ergebnisse sind danach zu untersuchen, um Erkenntnisse zum toxikodynamischen Verständnis der mineralische Gifte im Allgemeinen zu erhalten.

F4:   Was lässt sich aus den bekannten Ergebnissen zum generellen toxikologischen Verständnis mineralischer Gifte schlussfolgern?

Diese Fragen sollten es ermöglichen, das antike Verständnis zu den mineralischen Gift zu reproduzieren. Allerdings lassen sich diese Informationen nur hermeneutisch aus den Texten ziehen, sodass Forschungshypothesen nicht wirklich formuliert werden können.

---

[108] s. Touwaide 1994, S. 1895.

[109] Diese beide Aspekte machen die Toxikodynamik aus, welche sich grundsätzlich mit der Frage beschäftigt, was das Gift bzw. der Fremdstoff mit dem menschlichen Körper macht.

5 VORAUSSCHAU AUF DIE FOLGENDEN KAPITEL

Während die ersten Kapitel neben dem Forschungsstand und den Definitionen einen allgemeinen Überblick über die Vorgehensweise enthält, werden in den nun folgenden Kapiteln die Primärdaten und die Analyseergebnisse präsentiert.

Die Durchsicht des definierten Textkorpus ergab elf Bezeichnungen für Minerale, die entweder explizit als schädlich bzw. als Gift bezeichnet oder aus dem Kontext heraus als ein solches impliziert wurden. In der folgenden Übersicht werden diese mit ihrem griechischen und teils lateinischen Namen sowie mit der deutschen Übersetzung aufgeführt.[110] Außerdem werden die Autoren genannt, die auf das jeweilige mineralische Gift eingegangen sind (s. Tabelle **3**).

Tabelle 3: Übersicht der Bezeichnung von Mineralien und der Autoren, die diese behandeln.

Blei:

ψιμύθιον bzw. *cerussa*: Bleiweiß	Nicander, Dioskurides, Galen, Ps.-Dioskurides, Aelius Promotus, Scribonius Largus, Celsus, Plinius, Aetios von Amida, Paulos von Aegina
μόλυβδος: Blei	Paulos von Aegina, Dioskurides
λιθάργυρος bzw. *spuma argenti*: Bleiglätte	Nicander, Dioskurides, Galen, Ps.-Dioskurides, Aelius Promotus, Scribonius Largus, Plinius, Paulos von Aegina, Aetios von Amida

Quecksilber

ὑδράργυρος bzw. *argentum vivum*: Quecksilber	Dioskurides, Ps.-Dioskurides, Aelius Promotus, Plinius Oreibasios, Paulos von Aegina, Aetios von Amida
κιννάβαρι, μίνιον bzw. *minium, cinnabaris*: Zinnober	Plinius

Arsen

σανδαράχη bzw. *sandaracha*: Realgar	Dioskurides, Ps.-Dioskurides, Paulos von Aegina, Aetios von Amida
ἀρσενικόν bzw. *arsenikum*: Auripigment	

Sonstige

τίτανος: „Kalk"	
γύψος bzw. *gypsum*: [verschiedene Gipsarten]	Dioskurides, Ps.-Dioskurides, Galen, Aelius Promotus, Scribonius Largus, Plinius, Oreibasios, Aetios von Amida, Paulos von Aegina
ἄσβεστος: Kalk	Aelius Promotus

Die verschiedenen Textstellen folgen zudem meistens einer nahezu identischen Struktur, in der zunächst der Expositionsweg, teils die Symptomatik und hierauf die Therapie folgt. Neben

---

[110] Basis für die Identifizierung sind die Angaben in Goltz 1972 und in Beck 2020.

diesen Primärdaten liegen zusätzlich noch weitere Angaben zu den jeweiligen Eigenschaften und der pharmazeutischen Verwendung vor, was bedeutet, dass zu jedem einzelnen mineralischen Gift eine gewisse Menge an Primärdaten anfallen wird. Um hier möglichst Struktur und Übersichtlichkeit generieren zu können, werden in den folgenden Kapiteln die Primärdaten eines einzelnen Giftes separat erfasst und ausgewertet (s. z.B. Kapitel 6 zu Bleiglätte). Darüber hinaus werden die Primärdaten tabellarisch präsentiert, um diese kompakt und übersichtlich vorliegen zu haben. Erst nachdem alle Daten und Auswertungsergebnisse giftspezifisch dargelegt wurden, werden die gesammelten Ergebnisse giftübergreifend analysiert, um das generelle Verständnis bezüglich mineralischer Gifte reproduzieren zu können (Kapitel 13).

6 BLEIGLÄTTE

6.1 ÜBERLIEFERTE DATEN ZU BLEIGLÄTTE[111]

6.1.1 Expositionsweg, Symptomatik und Therapie

Bleiglätte ist eines der mineralischen Gifte, die im Textkorpus mehrheitlich vorkommen. Bei einem Vergleich der Textstellen in Tabelle **4** fällt auf, dass die Daten bei einer Bleiglättevergiftung größtenteils kongruieren. So kann aufgrund der Verbformen belegt werden, dass einer Bleiglättevergiftung eine orale Exposition vorwegging.

Ein Großteil der vorhandenen Symptome beziehen sich auf das Verdauungssystem. So werden Koliken, Darmverschlingungen, ein Schweregefühl im Magen, Blähungen und eine zuweilen auftretende Verletzung der Gedärme, die durch die Schwere entsteht, beschrieben. Zusätzlich werden noch Einwirkungen auf die renale Exkretion erwähnt, wobei zwischen Harnverhalt und Dysurie unterschieden wird. Während Scribonius Largus von einem *urinae difficili exitu* spricht[112], berichten andere Autoren, dass Bleiglätte ἐπέχει τὰ οὖρα[113]. Ferner werden noch äußerliche Veränderungen in Form von einer bleiernen Hautveränderung und einer Schwellung des Körpers geschildert. Zudem führe eine Bleiglättevergiftung zum Ersticken.

Bei der Behandlung einer Bleiglättevergiftung findet sich ebenfalls ein auffälliger Konsens. So werden insgesamt acht Antidote, nämlich Myrrhe, Sellerie, Pfeffer, Salbei, Ysop, Henna, Wermut und Taubenkot, nahezu einstimmig überliefert. Die einzigen Ausnahmen hiervon sind Aelius Promotus, der Ysop und Pfeffer zusammenfügt[114], und Scribonius Largus, dem zufolge Myrrhe, Selleriesamen und Pfeffer zu mischen sind.[115]

Neben diesen übereinstimmenden Grundzutaten werden noch fünf weitere Gegenmittel angeführt, die maximal zweimal erwähnt werden. Zu diesen gehören Johanniskraut, die Zweige der wilden Feige, der Granatapfel mit der Blüte, die Wiesenblume und der Same des Ranunculus.

---

[111] Quellen zu Bleiglätte sind: Nicander, *Alexiph.* 594-610; Scr. Largus, *Comp.* 183; Dioskurides, Περὶ ἁπλῶν φαρμ. II, 166 (162); Pseudo-Dioskurides, Περὶ δηλ. φαρμ. καὶ τῆς αὐτῶν προφυλ. καὶ θεραπ. 27; Plin., *nat. hist.* 34, 54, 176; Galen, *De antidotis* II, 7 = XIV, 142 K.; Ael. Promotus, περὶ τῶν ἰοβ. Θηρ. καὶ δηλ. φαρμ. 73; Oreibasios, *Ecl. med.* 131; Aet. v. Amida, *Liber medicinalis* XIII, 77, in Ihm 1995, S. 136-137; Paulos v. Aegina V, 62.
[112] Scribonius Largus, *Compositiones* 183.
[113] Z.B. Paulos von Aegina, *Libri medicinales* V, 62 = CMG IX, 2, S. 40.
[114] sog. Aelius Promotus, περὶ τῶν ἰοβόλων θερίων καὶ δηλητηρίων φαρμάκων 73.
[115] Scribonius Largus, *Compositiones* 183.

Tabelle 4: Daten zu Therapie, Symptomatik und Exposition (Exp.) von Bleiglätte. Ergänzende Angaben zu den Antidoten werden in runden Klammern (...) geführt. Antidote in eckigen Klammern [...] weisen auf eine Zusammensetzung hin.

	Exp	Symptome	Therapie
Nicander	oral (γαστρὶ πέσῃ)	> Schmerzen beim Hineinsinken der Last in den Magen > Schweregefühl im Magen > Blähungen > Harnverhalt > Schmerzen mit erschwerter Harn-austritt > Arthritis/Entzündung an den Gelenken > bleierne Haut-farbe	> **Myrrhe (2 Obo-loi)** > **frischer Auf-guss von Hormi-num-Salbei** > **Johanniskraut** > **Zweige des Ysops** > **Zweig der wil-den Feige** > **Same korinthi-scher Sellerie** > **Pfeffer**, in Raute geröstet, in Wein zerrieben > **frisch blühende Knospe des Hen-nastrauchs** > **Granatapfel mit Blüte**
Scribonius Largus	oral (pota)	Phase 1: > Last im Bauch > Blähung Phase 2 (Signal postea) Phase 3 (Signal praeterea); > bleifarbige Haut-farbe, besonders im Gesicht > Eiterungen	> Erbrechen durch Hydromel + Be-handlung eines heftigen Einlaufs > **Pfeffer + Myrrhe + Selleriesamen** (Verhältnis 1:1:1; täglich 1 Denar mit 3-4 Bechern Wein)
Dioskurides	oral (πιόντας)		> **viel Weinkon-zentrat + Wermut** > **Selleriesamen** > **Johanniskraut** > **Ysop + Wein** > **Myrrhe (3 Obo-loi)** > **Same des Hor-minum-Salbeis** > **Same des Ra-nunculus + Wein** > **Wiesenblume** > **Sellerie** > trockener Kot wilder Tauben + Narde
Ps-Dioskurides	oral (ποθεῖσα)	> Schwere des Ma-gens, des Darms und der Einge-weide > heftige Kolik > Harnverhalt > leichtes An-schwellen des Kör-pers > bleifarbige Häss-lichkeit > zuweilen: Verlet-zung der Gedärme durch die Schwere	> Erbrechen (μετὰ τὸν ἔμετον) > **Same des wil-den Horminum-Salbeis + Wein** > **Myrrhe (3 Obo-loi)** > **Wermut** > **Ysop** > **Selleriesamen** > **Pfeffer** > **Blüte des Hen-nastrauchs** des Tauben + Narde oder Wein
Galen	oral (πεπωκόσι)		> **Pfeffer** > **Sellerie** > **Myrrhe**, in Wein zerrieben
Aelius Promotus	oral (πεπωκόσι)	> Schwere des Magens > Anspannung des Darms > Kolik mit Darmver-schlingungen (Höhe Bauchnabel) > Zerreißen des Darms (κατάρραξις κοιλίας) > Arthritis/Entzündung an Gelenken > bleierne Hautfarbe > erschwerter Harnaus-tritt > Harnverhalt > Ersticken	> **Myrrhe + Wein** > **Ysop + Pfeffer** > **Selleriesamen + Wein** > **Pfeffer + Erysimum + Wein** > **Triebe des Henna-strauchs + Wein** > Exkremente wilder Tauben + Brot + Wein
Oreibasios	entspricht der einer Quecksilbervergif-tung		> Erbrechen (durch schlüpfrige Abko-chungen) > **Same des Hormi-num-Salbeis + Wein** > **Myrrhe (2 Obo-loi)** > **Wermut** > **Ysop** > **Selleriesamen** > **Pfeffer** > **Blüten des Hen-nastrauchs** > Taubenkot + Öl + Wein > **Pfeffer + Wein-honig**
Aetios von Amida	oral (ποθεῖσα)	> Schwere des Ma-gens, des Darms und der Einge-weide > heftige Kolik > Harnverhalt > Anschwellen des Körpers (Höhe Bauchnabel) > Schwellung des Körpers > Blässe + bleifar-bige Hässlichkeit > zuweilen: Verlet-zung der Gedärme durch die Schwere > Arthritis > Ersticken	> Erbrechen (durch schlüpfrige Abko-chungen) > **Same des Hor-minum-Salbeis + Wein** > **Myrrhe (3 Obo-loi)** > **Wermut** > **Ysop** > **Pfeffer** > **Blüte + Triebe des Henna-strauchs** > Taubenkot + [Wein + Öl] oder [Weinhonig + Öl]
Paulos v. Aegina	oral (ποθεῖσα)	> Schwere des Ma-gens, des Darms und der Einge-weide > heftige Kolik > Harnverhalt > Anschwellen des Körpers > bleifarbig > Hässlichkeit > zuweilen: Verlet-zung der Gedärme durch die Schwere	> Erbrechen > **Same des wilden Hormi-num-Salbeis + Wein** > **Myrrhe (3 Obo-loi)** > **Wermut** > **Ysopsamen** > **Selleriesamen** > **Pfeffer** > **Blüte des Henna-strauchs + Wein** > trockener Tau-benkot + Narde + Wein

6.1.2 Eigenschaften

Im Gegensatz zu den Symptomen und der Therapie herrscht bei den Eigenschaften keine Übereinstimmung vor. So hat Bleiglätte laut Dioskurides kühlende (ψυκτικός) Eigenschaften[116], während Galen meint, dass Bleiglätte hinsichtlich seiner Qualität warm ist (δύναμει θερμά).[117] Einige Bücher später spricht letzterer allerdings von Bleiglätte als einer nicht offensichtlich warmen Substanz: καὶ κατὰ τὰς ἄλλας δὲ ποιότητάς τε καὶ δυνάμεις ἐν τῷ μέσῳ πώς ἐστιν, οὔτε θερμαίνουσα σαφῶς οὔτε ψύχουσα καὶ [...].[118] Weiter wirkt Bleiglätte adstringierend (στυπτικὸς), wobei Galen diese Eigenschaft als mäßig beschreibt, gleichzeitig aber auch lindernd, porenstopfend, Höhlungen ausfüllend, Wucherungen hemmend und zuheilend. Ferner trocknet sie nicht offenkundig.[119] An einer anderen Stelle wird vermerkt, dass Bleiglätte ohne Beißen trocknet.[120] Zuletzt reinigt, zerteilt und verzerrt es den Körper.[121]

Weitere Informationen, die sich der antiken Literatur entnehmen lassen, ist das Bestehen aus groben Teilen sowie die Tatsache, dass Bleiglätte mittels Zersetzung bzw. Geschwürbildung (τὰ κατὰ διάβρωσιν ἀναιροῦντα[122]) während einer Wärmeentwicklung vernichtet. Zudem kann Bleiglätte aufgrund seiner Schwere nicht im Körper verteilt werden.[123]

Zu diesen Primärdaten, die explizit für Bleiglätte genannt werden, kommen noch weitere Eigenschaften hinzu, die im Weiteren für alle mineralischen Gifte gelten, die in dieser Arbeit thematisiert werden. Galen formuliert nämlich, bevor er in seinem Werk *De simplicium medicamentorum temperamentis ac facultatibus* auf die einzelnen metallischen bzw. mineralischen Pharmaka eingeht, generelle Charakteristika mineralischer Pharmaka, wenn er schreibt: ὥσπερ γὰρ ἐκεῖνα, κατὰ τὸν αὐτὸν τρόπον καὶ τὰ μεταλλικὰ πάντα φάρμακα κοινὸν ἔχει τὸ ξηραίνειν. γεώδης γὰρ αὐτῶν ἐστιν ἡ οὐσία, [...].[124] Ausgehend von diesem Zitat ist zu den allgemeinen Eigenschaften der metallischen Pharmaka, zu denen Galen die mineralischen Gifte

---

[116] s. Dioskurides, *De materia medica* V, 87, 2.

[117] s. Galen, *De simpl. med. temp. ac fac.* IV, 19 = XI, 688 K.

[118] Ebd. IX, 17 = XII, 224 K. „Aber auch bei den anderen Qualitäten und Eigenschaften befindet es sich irgendwie in der Mitte, weder offenbar wärmend [...]".

[119] s. Dioskurides, *De materia medica* V, 87, 2; Galen, *De simpl. med. temp. ac fac.* IX, 17 = XII, 224 K.

[120] Galen, *De simpl. med. temp. ac fac.* V, 16 = XI, 758 K.

[121] Celsus, *De medicina* V, 5. 7. 11.

[122] Galen *De simpl. med. fac. ac temp.* IV, 19 = XI, 688 K. Die originale Textstelle lautet: τὰ πατὰ διάβρωσιν ἀναιροῦντα. Allerdings ergibt die Verwendung zweier Verben mit der Bedeutung „töten" keinen Sinn, wenn ein anderer Autor ebenfalls bestätigt, dass ein Heilmittel aufgrund des Zerfressens schädlich ist. Zusätzlich findet sich eine Kombination von κατὰ διάβρωσιν und einer Form von ἀναιρέω wenige Seiten vorher wieder: κατὰ διάβρωσιν [...] ἀναιρούντων (ebd. 4, 18 = XI, 681 K.). Auf dieser Grundlage wurde der Text korrigiert.

[123] Galen, *De simpl. med. temp. ac fac.* IV, 19 = XI, 688 K.

[124] Galen, *De simpl. med. temp. ac fac.* IX, 3, 1 = XII, 210 K. „Denn wie jene [Steine und Erden, die vorher behandelt wurden], haben alle metallischen Pharmaka auf dieselbe Weise auch das Trocknen als Gemeinsamkeit. Denn ihr Wesen ist erdig, [...]."

rechnet, festzuhalten, dass alle von ihnen aufgrund ihres erdigen Wesens mehr oder weniger zu trocknen imstande sind.

Obwohl das Wesen der mineralischen Pharmaka erdig war, ist die Beschaffenheit deutlich gemischter. So schreibt Galen, dass die μεταλλικὰ φάρμακα zunächst aus Wasser, Erde und zuweilen aus Luft bestehen, die dann bei langandauernder Wärme[125] gemischt und letztlich getrocknet werden. Durch den Vergleich mit der Produktion von gebrannten Gefäßen scheint Galen darauf zu verweisen, dass durch die thermische Behandlung Wasser extrahiert wird. Jedenfalls ist von einer Mischung der Elemente auszugehen.

6.1.3 Verwendung als Heilmittel

Bleiglätte scheint hauptsächlich dermal appliziert worden zu sein. So beschreibt Dioskurides, dass Bleiglätte in gewaschener Form als Augenmedikament sowie für unschöne Narben und Gesichter mit Falten und Unreinheiten eingesetzt wurde.[126] In Galens Werk *De antidotis* finden sich zudem nur Stellen, bei denen eine äußerliche Verwendung der Bleiglätte erwähnt wird.[127]

6.2 DAS ANTIKE TOXIKOLOGISCHE VERSTÄNDNIS VON BLEIGLÄTTE

Für die giftspezifische Analyse ist an dieser Stelle sowie an den Stellen in den weiteren Kapiteln wichtig, die Gifte ausgehend von den toxikologisch relevanten Fragen, wie sie bereits in Kapitel 4.2 formuliert wurden, zu untersuchen. Diese umfassen die Frage nach dem Verlauf der Giftwirkung im Körper, also die Giftwirkung zusammen mit Ursache und Resultat, und nach der Verknüpfbarkeit der bekannten Fakten über die mineralischen Gifte mit den Vorstellungen der Giftwirkung.

Die wichtigste Stelle, die Aufschluss zur toxischen Wirkung von Bleiglätte gibt, ist folgende:[128]

> ἀλλὰ διαπύρῳ μὲν σιδήρῳ καὶ λίθῳ τὰ [κ]ατὰ διάβρωσιν ἀναιροῦντα φάρμακα προσέοικεν ὑπὸ τῆς ἐν αὐτῷ σώματι θερμασίας, εἰς τοῦτ' ἀγόμενα δηλονότι, καθάπερ ἥ τε χαλκῖτις καὶ τὸ μίσυ καὶ τὸ σῶρυ, καὶ πρὸς τούτοις ἀρσενικόν, ὑδράργυρος, λιθάργυρος καὶ ἕτερα μυρία. παχυμερῆ μὲν γὰρ ἐστιν τὰ τοιαῦτα πάντα καὶ δυνάμει θερμά, καὶ διὰ τοῦτ' ἐκπυρούμενα τῷ χρόνῳ κατὰ τὴν ἐν τῷ ζώῳ (sic!) μεταβολὴν ὁμοίως διαπύροις λίθοις ἢ σιδήρος ἑλκοῖ καὶ καίει τὰ κατὰ τὴν γαστέρα, μηδ' ἀναδοθῆναι δυνάμενα διὰ τὸ βάρος.

> Aber diejenigen Pharmaka, die durch Geschwürbildung töten, sind aufgrund der im Körper selbst befindlichen Wärme dem glühenden Eisen und den Steinen ähnlich, offenbar werden sie dazu

---

[125] Es wird nicht gesagt, welche Wärmequelle gemeint ist. Möglich ist die Wärme des Erdbodens, aber auch die Aufbereitung der in den Minen abgebauten Erze, die häufig im Ofen stattfand (s. Healy 1978, S. 152-153).
[126] Für die Art und Weise, wie Bleiglätte gewaschen werden sollte, s. Dioskurides *De materia medica* V, 87.
[127] s. Galen, *De antidotis* II, 11 = S. 174 K; II, 15 = S. 198 K.
[128] Galen, *De simpl. med. temp. ac fac.* IV, 19 = XI, 688 K.; s. Fn. 122.

> getrieben, wie Chalkitis, Misy, außerdem Auripigment, Quecksilber, Bleiglätte und viele andere. Denn alle von dieser Art bestehen aus dicken Teilchen und sind in Hinsicht auf ihre Qualität warm, und deswegen verursachen sie, wenn sie heiß werden, in der Zeit während der Veränderung im Lebewesen, ähnlich den glühenden Steinen und Eisen, Geschwüre und verbrennen die Dinge im Magen, weil es sich aufgrund der Schwere nicht verteilen kann.

Die relevante Information für das Verständnis der Toxikodynamik ist die, dass Bleiglätte durch Zersetzung bzw. Geschwürbildung vernichtet. Diese steht in einem engen Zusammenhang mit der Erwärmung. Die Angaben in diesem Zitat lassen allerdings nicht den Schluss zu, dass es sich um eine Erwärmung handelt, die aktiv von Bleiglätte ausgeht. Vielmehr wird eine passive Erwärmung deutlich, die mutmaßlich der menschliche Körper verursacht. Dieses lässt sich belegen durch die Verwendung sowohl der passiven Partizipien *ἀγόμενα* und *ἐκπυρούμενα* als auch die des Begriffs *μεταβολήν*. Ein zweiter Aspekt ist der Umstand, dass Bleiglätte aufgrund ihrer Schwere nicht im Körper verteilt werden kann.

Aus diesen Fakten lässt sich somit die antike Vorstellung des Ablaufs einer Vergiftung wie folgt reproduzieren: Nach der oralen Exposition gelangt Bleiglätte in den Verdauungstrakt. Vermutlich wird vom Körper nun Wärme auf das mineralische Gift oder – ausgehend von der Theorie – auf den Saft, der durch die Vergiftung entsteht, übertragen, während das Gift aufgrund seiner Schwere im Körper nicht verteilt werden kann. Während dieses Metabolismus' verursacht es im Magen, im Darm und in den Eingeweiden Geschwüre, an denen der Mensch letztlich stirbt. Die Giftwirkung beruht somit auf der Zersetzung bzw. der Geschwürbildung. Die Ursache dafür liegt allerdings in der warmen Qualität, die Bleiglätte durch die passive Erwärmung entwickelt. Diesem Verständnis zufolge muss Bleiglätte definitionsgemäß der zweiten Gruppe der Pharmaka zugeordnet werden, da sie erst vom Körper eine Veränderung erfuhr, bevor jener geschädigt wird.[129]

Die Beschreibung der Symptome stimmen insofern mit der Vorstellung der Toxikodynamik überein, als ein besonderer Fokus auf den gastrointestinalen Symptomen liegt. Dies ist sinnvoll, da Bleiglätte durch ihre fehlende Distribution ausschließlich im Verdauungstrakt wirken kann. Allerdings lassen sich viele Symptome nicht erklären, denn ausgehend von den lateinischen Texten sind Symptome außerhalb des Verdauungssystems bekannt gewesen.

Ein wesentlicher Aspekt bei Bleiglätte ist der Unterschied der aktiven Primärqualität. Während Dioskurides berichtet, dass Bleiglätte kühlend ist, teilt Galen mit, dass sie hinsichtlich ihrer Qualität warm ist. Ausgehend von dem, was letzterer direkt über Bleiglätte schreibt: *καὶ κατὰ τὰς ἄλλας δὲ ποιότητάς τε καὶ δυνάμεις ἐν τῷ μέσῳ πώς ἐστιν, οὔτε θερμαίνουσα σαφῶς οὔτε*

---

[129] Die Definition dieser Gruppe findet sich in Kapitel 3.2.2.

$\psi\acute{v}\chi o v\sigma\alpha$, lässt sich festhalten, dass Bleiglätte zunächst maximal um 1 Grad wärmt. Ausgehend von der Galenischen Humoralpathologie muss Bleiglätte im vierten Grad erwärmen, um die kaustische Wirkung zu erzielen.[130] Damit würde jedoch ein Widerspruch entstehen.

Logisch stringent ist diese Vorstellung der Giftwirkung nur dann, wenn angenommen wird, dass die eigentliche Wärmegrad von Bleiglätte zunächst 1 ist, aber dann durch die Erwärmung des Körpers den vierten Grad erreicht und daraufhin seine toxische Wirkung entfaltet. Damit wäre eine Erwärmung von drei Graden notwendig. Die Beschreibung der Giftwirkung lässt diese These jedenfalls zu, auch wenn sie sicherlich nicht bestätigt werden kann.

Andere Eigenschaften von Bleiglätte belegen ebenfalls das Verständnis der Giftwirkung. So ordnet Celsus in seiner *De medicina* Bleiglätte den Mitteln zu, die den Körper von innen zerfressen (*exedunt corpus*). Diese Formulierung lässt vermuten, dass Celsus und Galen die Toxikodynamik von Bleiglätte ähnlich gedacht haben, obgleich bei ersterem nicht deutlich wird, was das Zerfressen verursacht und ob das Zerfressen die tödliche Wirkung darstellt.

Insgesamt kann das toxikodynamische Verständnis von Bleiglätte so eingeschätzt werden, dass eine konkrete Vorstellung der todbringenden Wirkung vorliegt. Diese Vorstellung beruht auf den Primärqualitäten und damit auf der Humoralpathologie. Die beschriebenen Symptome stimmen teils mit dieser Theorie überein. Kritisch bei dieser Vorstellung ist einerseits, ob Bleiglätte so erwärmt wird, dass es im vierten Grad erwärmen kann, und andererseits der Umstand, dass sich die Symptome außerhalb des Verdauungstrakts nicht mit der Vorstellung verknüpfen lassen. Eine vollständige klinische Toxikologie, die die Symptomatik, Eigenschaften und Giftwirkung miteinander verbindet, ist somit ausgeschlossen. Das Verständnis ist somit allenfalls ausreichend.

6.3 THERAPIEMAẞNAHMEN EINER INTOXIKATION DURCH BLEIGLÄTTE[131]

6.3.1 Einleitende Worte zu diesem Forschungsaspekt

In diesem Unterkapitel soll nun, wie später auch bei den anderen Kapiteln, der Frage nachgegangen werden, ob sich die beschriebenen Antidote für die Therapie eignen. Gleichzeitig

---

[130] s. Israelson 1894, S. 15.

[131] Quellen hierzu sind: Celsus, *De medicina* V, 1-16. Dioskurides, *De mat. med.* I, 64. 95; II, 159; III, 23. 25. 64. 129; s. dies. in Beck 2020. Galen, *De simpl. med. temp. ac fac.* VI, 1, 75 = XI, 844 K.; VII, 10, 65 = XII, 54 K.; VIII, 16, 11 = XII, 97 K.; 18, 6 = XII, 118-119 K.; 18, 30 = XII, 127 K.; 20, 8 = XII, 149 K.; 21, 7 = XII, 152 K. *De alim. fac.* II, 52 = VI, 637-639; Galen/Powell/Wilkins 2003, S. 105. Plinius, *nat. hist.* XX, 44, 112-115; XXII, 76, 159; XXIII, 46, 90-91; XXV, 87, 136; XXVII, 28, 45-52.

46

wird damit die Frage berührt, warum gerade diese Antidote verwendet wurden. Wie bereits in Kapitel 3.4 vorgestellt wurde, lässt es sich vermuten, dass sie – entweder teils, wenn nicht sogar alle – eine Eigenschaft aufweisen, die sie für die Behandlung der betreffenden Vergiftung passend macht. Ausgehend von dem Heilprinzip *contraria contrariis* sind die geeigneten Qualitäten voraussichtlich diejenigen, die den Qualitäten des betreffenden mineralischen Gifts entgegenstehen. In diesem Kapitel sollen somit die gemeinsamen Eigenschaften der sicheren Antidote herausgearbeitet werden. Deshalb werden zunächst die Eigenschaften aller Antidote, die bei dem jeweiligen mineralischen Gift genannt wurden, aufgeführt. Auf Basis dieser Daten soll dann herausgearbeitet werden, ob die besagten Antidote für die Therapie der Intoxikation geeignet sind oder nicht.

Bei der Wahl der Antidote, die für diese Analyse berücksichtigt werden sollen, entsteht jedoch ein Dilemma, weil die Zusammensetzungen der Antidote nicht immer eindeutig sind.[132] Hieraus ergibt sich jedoch das Problem, dass nur vorsichtig geschlussfolgert werden darf, wobei aber immer noch ein Rest an Unsicherheit verbleiben wird.

Dieses Problem lässt sich nicht beheben, da die Ausgangslage so ist, wie sie vorliegt. Allerdings kann es zu einem gewissen Grad umgangen werden, indem nur diejenigen Heilmittel herangezogen werden, die nahezu eindeutig sind.[133] Bei den meisten mineralischen Giften ist die Übereinstimmung ausreichend, um derartig zu verfahren.[134] Besonders schwierig wird es jedoch bei Gips, bei dem die offenbare Existenz zweier Gruppen an Antidoten zu beobachten ist, welche sich nur bedingt überschneiden.[135] Aus diesem Grund wird die Beschreibung der Antidote einer Gipsintoxikation zweigleisig verlaufen. Gleichzeitig werden die Antidote, die nur bei einem Autor auftauchen, ausgeklammert, um Ressourcen zu sparen.

---

[132] s. z.B. Tabelle **4**. Besonders auffällig ist es bei Bleiweiß, wo sehr starke Unterschiede vorhanden sind (s. Kapitel 10.1, Tabelle **11**)

[133] Mit „nahezu eindeutig" ist zudem gemeint, dass leichte Unterscheidungen hinsichtlich der Trägerstoffe Honig, Wasser, Öl, Wein und Essig (s. Schulze 2007, S. 24) vorliegen können. (Schulze bezieht sich in dem genannten Zitat zwar hauptsächlich auf die hippokratische Medizin, doch lässt sich anhand der in dieser Arbeit genannten Daten vermuten, dass sich dieses Prinzip auch auf die posthippokratische Zeit übertragen lässt. Allerdings sind dann, da es sich um ein zusammengesetztes Mittel handelt, die gemeinsamen Eigenschaften und Qualitäten zu berücksichtigen.) Diese Übereinstimmungen wird in den Tabellen aller Kapitel zu Expositionsweg, Symptomatik und Therapie in der Spalte „Therapie" durch eine fette Schrift markiert.

[134] Diese lassen sich anhand der fetten Markierung in den Tabellen des dritten Unterkapitels der Kapitel 6 bis 11 entnehmen.

[135] s. Kapitel 11.1 und 11.3.

6.3.2 Therapiemaßnahmen einer Intoxikation durch Bleiglätte

Tabelle 5: Tabelle der Antidote von Bleiglätte mit ihren Eigenschaften, wie sie bei den unterschiedlichen Autoren beschrieben werden. Gemeinsamkeiten werden mittels individueller Markierung, sei sie farblicher, kursiver oder anderer Art, dargestellt.

	Celsus	Plinius	Galen	Dioskurides
Myrrhe	> Wunden verklebend (Geschwüre) zur Reife bringend, Eiter bewegend > Ätzend/Zernagend > **Heftig ätzend** (aduro) > Schorf erzeugend		> **Wärmend (2. Grad)** > **Trocknend (2. Grad)** > als Pflaster Wunden zusammenklebend > bitter >> abortativ >> **Würmer tötend** >> reinigend	> **Wärmend** > schlaffördernd/betäubend > (ver)klebend/klebrig > trocknend > adstringierend Als Pille: > Seiten- & Brustschmerzen > Durchfall
Sellerie		Samen: > diuretisch > emenagog > Abortation der Nachgeburt	> **Warm** >> diuretisch >> emmenagog > diuretisch	Gartensellerie: > Lindert Sodbrennen Absud/Abkochung der Wurzeln: > Wirken gegen tödliche Gifte > Brechmittel > antidiarrhoisch Samen > diuretisch > hilft für die Bisse wilder Tiere + Quecksilber
Salbei		Blätter + Honig aufgelegt: > zerteilt Geschwülste > zerteilt Furunkel > zerteilt Schärfe	> Feinteilig > anziehend (ἑλκτικός) > reinigend (ῥυπτικός)	+ Wasser ge-putzt: > zerteilt Ge-schwülste
Pfeffer	Zum Öffnen geeignet > Ätzend (zernagend – rodo) > **Heftig ätzend** (aduro) > Schorf erzeugend (?)		> **Gewaltig wärmend** > **Gewaltig trocknend**	> **wärmend** > verdauungsfördernd > diuretisch > anziehend (ἐπισπαστικός) > zerstreuend/zerteilend > hilft bei Bissen wilder Tiere > für Schüttelfrost
Ysop		Für Magen schädlich + Honig: Erbrechen fördernd	> **Trocknend (3.Rang)** > **Wärmend** (3. Rang) > Feinteilig	> **Wärmend** > adstringierend >> **tötet Eingeweide-wurm** >> **für Karbunkel, feurige Ent-zündungen** Absud + Oxymel: > verteilt Dicke aus dem Unterleib Absud: > Spülung von Verbrennungen + Wein: Entzündungen Salbe: > absorbiert wärmende Ver-bindungen > **wärmend**
Hennastrauch		In Topf verbrannt: > für fressende Geschwüre (nomae) und faulende Ge-schwüre (putrescentia ulcera)	> **Erwärmend** > trocknend ohne Kummer/Beißen > für entzündete Geschwüre + Karbunkel	Blätter: > adstringierend > **wärmend** Laub und Zweige: > zerteilend infolge des wäss-rigen, **mäßig warmen Wesens** > adstringierend infolge der er-digen Belebung > **Erwärmend (1. Grad)** > Stärke verleihend > bittere Qualität > scharfe Qualität
Wermut		Magenstärkend Abgekocht: > zieht Magen zusammen > Galle ableitend > erweicht Leib > heilt Leibschmerzen > beseitigt Übelkeit > unterstützt Verdauung + Essig: für giftige Pilze, Mistel + Wein: gegen Schierling + Spitzmausbisse, Drachenfisch, Skorpione	> adstringierend > **Erwärmend (1. Grad)** > Stärke verleihend > **Trocknend (3. Grad)** > Galliges in Eingeweide und anal ableitend – renal > **entfernt Darmwürmer** > reinigend > diuretisch	> adstringierend > **wärmend** > **reinigt Galliges aus Magen und Darm** > diuretisch > Übelkeit vorbeugend + Essig: geeignet für giftige Pilze Als Saft: schlecht für Magen

Bei den Antidoten einer Bleiglättevergiftung treten mehrere Gemeinsamkeiten auf. Besonders auffällig ist bei den Antidoten in Tabelle **5** das häufige Vorkommen trockener und warmer Qualitäten. Zusätzlich zu diesen beiden findet sich noch die reinigende bzw. abführende Qualität in einem Großteil der Textstellen wieder.

Abgesehen von diesen gibt es noch eine ganze Reihe an weiteren Eigenschaften, die dreimal auftreten und vorsichtshalber ebenfalls hier erwähnt werden sollen. Zu diesen gehören die adstringierenden und diuretischen Effekte sowie die Wirkung gegen Darmwürmer, Geschwülste bzw. Entzündungen und Vergiftungen.

6.4 AUSWERTUNG DER DATEN ZUR THERAPIE

Die sicheren Antidote weisen somit insbesondere warme, trocknende, reinigende und abführende sowie diuretische Eigenschaften auf. Während die letzten drei Eigenschaften sinnvoll sein können, wenn mit ihrer Hilfe Bleiglätte aus dem menschlichen Organismus entfernt werden sollte, entsteht bei den Primärqualitäten ein Dilemma.

Zwar ergibt eine wärmende Qualität für Dioskurides' Ansatz einen Sinn, da nach ihm Bleiglätte kühlend ist. Hierfür müsste aber die kühlende Qualität die Ursache der Giftwirkung darstellen. Dies wird aber nicht aber gesagt.[136] Nach Galen hingegen entstehen die Geschwüre durch die warme Qualität, sodass eine Behandlung nach dem bekannten Heilprinzip ein kaltes Antidot benötigen würde, was allerdings nicht der Fall ist.

Die trocknende Qualität ist ebenfalls sinnlos, denn Bleiglätte hat selbst eine trocknende Qualität inne, selbst wenn diese nur mäßig ist. Indes besteht die Möglichkeit, dass die Antidote die Geschwüre lindern sollen, denn nach Galens Aussage muss jedes einzelne Geschwür getrocknet werden[137]. Dies ergäbe zwar anfangs Sinn, denn die Antidote weisen eine trocknende Qualität vor. Andererseits stellt sich dann schnell die Frage, warum Bleiglätte, die selbst mäßig trocknet und damit eigentlich die Bedingungen zur Behandlung von Geschwüre erfüllt, trotzdem das Gegenteilige bewirkt. Außerdem ist nach der obigen Darstellung die trocknende Qualität im Verständnis der Toxikologie irrelevant, da die Giftwirkung durch die Erwärmung zustande

---

[136] Es ist vielmehr wegen des engen Zusammenhangs zwischen Bleiglätte und Quecksilber wahrscheinlicher, dass sich Dioskurides die Toxikodynamik von Bleiglätte genauso wie die von Quecksilber vorstellte. Demnach wäre die Schwere von Bleiglätte die Ursache der toxischen Wirkung und nicht die kühlende Qualität (s. Kapitel 8.2).
[137] s. Galen, *Ad Glauconem de medendi methodo* II, 3 = XI, 88 K.

kommt und nicht durch eine Trocknung. Überdies stellt sich die Frage, warum keine der Eigenschaften bei allen Antidoten auftaucht.

Insgesamt lässt sich somit festhalten, dass eine Behandlung, die auf dem besagten Heilprinzip beruht, sehr unwahrscheinlich ist, weil die konträre Qualität nicht vorliegt. Eine Eignung wäre nur dann gegeben, wenn die ausscheidende Qualität ausschlaggebend ist. Jedoch kommt diese nicht bei allen Antidoten vor, was wiederum gegen diese These spricht.

7 BLEI – SPÄNE UND WASCHWASSER

7.1 ÜBERLIEFERTE DATEN ZU BLEI

7.1.1 Expositionsweg, Symptomatik und Therapie

Zu Blei wird nur gesagt, dass denjenigen, die dieses oral zu sich nehmen, Ähnliches wie bei einer Vergiftung mit Bleiglätte widerfährt. Überdies sollen auch dieselben Mittel helfen.

Tabelle 6: Daten zu Therapie, Symptomatik und Exposition von Blei. In runden Klammern finden sich ergänzende Angaben.

	Paulos von Aegina
Exposition	oral ($\pi o \theta \varepsilon \tilde{\imath} \sigma \alpha$)
Symptome	s. Bleiglätte > Schwere des Magens, des Darms und der Eingeweide > heftige Kolik > Harnverhalt > Anschwellen des Körpers > bleifarbig > Hässlichkeit > *zuweilen*: Verletzung der Gedärme durch die Schwere
Therapie	s. Bleiglätte > Erbrechen > Same des wilden Horminum-Salbeis + Wein > Myrrhe (3 Oboloi) > Wermut > Ysop-Samen > Selleriesamen > Pfeffer > Blüte des Hennastrauchs + Wein > trockener Taubenkot + Narde + Wein

7.1.2 Eigenschaften und Verwendung als Heilmittel

Zu den Eigenschaften elementaren Bleis gehört seine kühlende Wirkung. Gleichzeitig wird beschrieben, dass es insbesondere aus feuchter, infolge der Kälte verdichteter Substanz besteht, wobei in kleinerem Maße noch luftige und erdige Substanz vorhanden ist. Bei Wärme wird es flüssig. Gleichzeitig beschreibt Galen eine ganze Reihe an möglichen klinischen Verwendungszwecken, wobei Blei dermal appliziert wird.[138] Es besitzt in gebrannter Form zudem blutstillende Eigenschaften.[139]

---

[138] s. Galen, *De simpl. med. temp. ac fac.* IX, 3, 23 = XII, 230-233; Israelson 1894, S. 167-168, 173.
[139] s. Celsus, *De medicina* V, 1.

7.2 DAS ANTIKE TOXIKOLOGISCHE VERSTÄNDNIS VON BLEI

Die Toxikologie von elementarem Blei und dessen Waschwasser zu reproduzieren, ist aufgrund der Quellenlage nahezu unmöglich, obwohl Daten vorhanden sind. Es ist nämlich zu berücksichtigen, dass Paulos von Aegina als einziger Blei als mineralisches Gift verstand, welcher zusätzlich noch Jahrhunderte nach Galen gelebt hat. Das bedeutet, dass das reine Blei in der Antike überhaupt nicht, dafür aber in der byzantinischen Zeit als giftig betrachtet worden ist. Damit fällt es jedoch nicht in den behandelten Gegenstand.

Grundsätzlich lässt sich zum Verständnis allerdings mitteilen, dass Paulos von Aegina Blei wie Bleiglätte verstanden hat. Problematisch ist hierbei nur, dass Blei als kalt und befeuchtend verstanden worden ist und nicht als wärmend, weshalb auf Grundlage der Humoralpathologie eine ganz andere Symptomatik zu erwarten wäre.

8 QUECKSILBER

8.1 ÜBERLIEFERTE DATEN ZU QUECKSILBER

8.1.1 Expositionsweg, Symptomatik und Therapie

Bereits bei einer groben Durchsicht verweist der Umstand, dass viele Informationen zur Symptomatik und Behandlung in einem Verweis auf Bleiglätte bestehen, auf einen engen Zusammenhang zwischen Quecksilber und Bleiglätte. Gleichzeitig verbindet Aelius Promotus im betreffenden Abschnitt seines Werks Quecksilber mit ψίλωθρον und nicht mit Bleiglätte: ταὐτὰ δὲ καὶ τοῖς τὸν ὑδράργυρον πεποκόσι παρακολουθεῖ, ἃ δὴ καὶ τοῖς ψίλωθρον.[140] Konkrete Angaben sind ansonsten nur Dioskurides' *De materia medica* und bei Oreibasios zu entnehmen.[141]

Wie bereits bei Bleiglätte herrscht bei Quecksilber bezüglich der Symptome ebenfalls ein deutlicher Konsens in den Abschnitten, sofern Aelius Promotus' Querverweis ausgeklammert wird. So liegt ein besonderer Fokus bei der Symptomatik auf gastrointestinalen Symptomen. Ein Anschwellen des Körpers, Harnverhalt und die bleierne Hautfärbung sind ebenfalls bei den genannten Autoren zu finden. Aelius Promotus' Angaben überschneiden sich mit denen der anderen Autoren nur darin, dass dieser von Magenschmerzen (καρδιώγμος) und einer Entzündung des Magens (ἔγκαυσις στομάχου) spricht und damit ebenfalls auf Probleme im Verdauungstrakt verweist. Zusammen mit Aetios von Amida nennt dieser noch das Ersticken.

Zwar liegen viele dieser Informationen zur Symptomatik und Therapeutik durch den Rückverweis auf Bleiglätte indirekt vor, allerdings zeigt die Übereinstimmung dieser Angaben mit denen von Oreibasios und Dioskurides, dass sie vollständig transferierbar sind. Außerdem ist auffällig, dass gerade Milch in allen Texten, sei es jetzt als Eselsmilch oder ohne weitere Attribuierung, besonders betont wird. Dabei wird konsensual vermittelt, dass Milch Erbrechen induzieren soll.

---

[140] sog. Aelius Promotus, περὶ τῶν ἰοβόλων θηρίων καὶ δηλητηρίων φαρμάκων 72. „Aber dasselbe, was bekanntlich auch denjenigen begleitet, der Psilothron getrunken hat, begleitet auch denjenigen, der Quecksilber getrunken hat."

[141] Quellen zu Quecksilber sind: Dioskurides, *De mat. med.* V, 95, 3; Dioskurides, Περὶ ἁπλῶν φαρμ. II, 168 (164); Pseudo-Dioskurides, Περὶ δηλ. φαρμ. καὶ τῆς αὐτῶν προφυλ. καὶ θεραπ. 28; Plinius, *nat. hist.* XX, 17, 35; XXII, 15, 31; XXIII, 23,43; XXVIII, 33, 129; 45, 158; Ael. Promotus, περὶ τῶν ἰοβ. Θηρ. καὶ δηλ. φαρμ. 72; Oreibasios, *Ecl. med.* 131; Aet. v. Amida, *Liber medicinalis* XIII, 79; Paul. v. Aegina V, 64.

Tabelle 7: Daten zu Therapie, Symptomatik und Exposition (Ex.) von Quecksilber. In eckigen Klammern [...] wird der Verwendungszweck vermerkt, den das jeweilige Antidot erfüllen soll. In runden Klammern (...) finden sich ergänzende Angaben. Geschweifte Klammern {...} weisen auf eine Zusammensetzung hin.

	Ex	Symptome	Therapie
Dioskurides	oral (ποθεῖσα, ποθείσης)	> Korrosion/Durchfressen der Innereien durch Schwere	*De materia medica:* > viel Milch [Erbrechen] > Wein + Wermut > **Selleriesamen** > Same des Horminum-Salbeis > Oregano > **Ysop + Wein** *Περὶ ἁπλῶν φαρμάκων:* > **viel Weinkonzentrat + Wermut** > **Milch** [Erbrechen] > kleines, rundes Goldstück > Die Mittel, die bei Bleiglätte verwendet wurden, nämlich: > Myrrhe (3 Oboloi) > Same des Horminum-Salbeis > Same des Ranunculus + Wein > Wiesenblume > Sellerie > trockener Kot wilder Tauben + Narde
Pseudo-Dioskurides	oral (ποθεῖσα)	> dieselben Symptome wie bei Bleiglätte: > Schwere des Magens, des Darms und der Eingeweide > heftige Kolik > Harnverhalt > leichtes Anschwellen des Körpers > bleifarbige Hässlichkeit > zuweilen: Verletzung der Gedärme durch die Schwere	> **viel Milch** [Erbrechen] > dieselben Antidote wie bei Bleiglätte, nämlich: 1. Erbrechen (*μετὰ τὸν ἔμετον*): > Nesselsamen (Verweis auf Nicander)[142] > unvermischter Wein 2. > Same d. wilden Horminum-Salbeis + Wein > Myrrhe (3 Oboloi) > **Wermut** > **Ysop** > **Selleriesamen** > **Pfeffer** > Blüte des Hennastrauchs + Wein > Exkremente wilder Tauben + Narde oder Wein
Plinius	oral (biberint)		> wilde Rapunzel (Verweis auf Herakleides) > **Eselsmilch** > Pökelfleisch
Aelius Promotus	oral (πεποκόσι)	> Dasselbe wie bei einer Vergiftung mit ψιλόθρον: > verschärfte Kolik > trockener Mund > Schwindel > Magenschmerzen > Faulnis > Schwellen des Leibs > unangemessene bleierne Hautfarbe > Frost an den Extremitäten > Entzündung des Magens > Ersticken	
Oreibasios	oral (ποθεῖσα)	> sehr ähnliche Symptome wie bei Bleiglätte: > Schwere des Magens, des Darms und der Eingeweide > heftige Kolik > Harnverhalt > Schwellung des Körpers > Hässlichkeit > Arthritis > Ersticken	1. Erbrechen 2. > Same des Horminum-Salbeis + Wein > Myrrhe (2 Oboloi) > **Wermut** > **Ysop** > **Selleriesamen** > **Pfeffer** > Blüten des Hennastrauchs > Exkremente wilder Tauben + Wein + Öl > Pfeffer + Weinhonig Bei Beschwerden im Bauch: > warme Bäder > halbgeröstetes Schweinefleisch > dunkler Wein + Öl Besonders hilfreich: > **Milch** [Erbrechen]
Aetios von Amida	oral (potatum)	> sehr ähnliche Symptome wie bei Bleiglätte: > Schwere des Magens, des Darms und der Eingeweide > heftige Kolik > Harnverhalt > Anschwellen des Körpers > bleifarbige Hässlichkeit > Arthritis > Ersticken	> **kürzlich gemolkene Eselsmilch** [Erbrechen] > dieselbe Behandlung wie bei Bleiglätte, nämlich: 1. Erbrechen (durch schlüpfrige Abkochungen) 2. > Same des Horminum-Salbeis + Wein > Myrrhe (3 Oboloi) > **Wermut** > **Ysop** > **Selleriesamen** > **Pfeffer** > Blüte des Hennastrauchs > Taubenkot + {Wein + Öl} oder {Weinhonig + Öl}
Paulos von Aegina	oral (ποθεῖσα)	> dieselben wie bei Bleiglätte: > Schwere des Magens, des Darms und der Eingeweide > heftige Kolik > Harnverhalt > Anschwellen des Körpers > bleifarbig > Hässlichkeit > zuweilen: Verletzung der Gedärme durch die Schwere	> **viel Milch** [Erbrechen] > dieselbe Behandlung wie bei Bleiglätte, nämlich: 1. Erbrechen 2. > Same des wilden Horminum-Salbeis + Wein > Myrrhe (3 Oboloi) > **Wermut** > **Ysopsamen** > **Selleriesamen** > **Pfeffer** > Blüte des Hennastrauchs + Wein > trockener Taubenkot + Narde + Wein

---

[142] Dieses Antidot findet sich nicht in den überlieferten Werken Nicanders (s. Gow/Scholfield 1979, S. 219).

54

8.1.2 Eigenschaften

Im Vergleich zu Bleiglätte ist die Datenmenge zu den Eigenschaften von Quecksilber dürftig. Interessant hierbei ist allerdings folgende Aussage von Galen:[143]

> ἔνια δὲ ὅλαις ταῖς οὐσίαις ἐστὶν ἡμῖν ἐναντία, καὶ διὰ τοῦτο, κἂν ἐλάχιστα ληφθῇ, βλάπτει πάντως, οἷον ἥ τε [...] καὶ ὑδράργυρος, [...]. τὰ γὰρ τοιαῦτα πάντα τῷ γένει δηλητήρια καθέστηκεν, οὐ τῷ ποσῷ.

> Aber einige sind in ihrem ganzen Wesen uns so entgegengestellt, deshalb schaden sie, wohl werden sie auch als sehr schlimm verstanden, völlig, wie z.B. [...] Quecksilber, [...]. Denn all diese schädigen durch ihr *genos*, nicht durch ihre Menge.

Ferner berichtet Dioskurides, dass Quecksilber die Eingeweide aufgrund seiner Schwere zersetzt (*διαβιβρώσκουσα*[144]), weshalb es ein schädliches Mittel ist. Galen beschreibt ebenfalls, dass Quecksilber zu den Mitteln gehört, die durch Zersetzung töten (*διάβρωσις*). In diesem Kontext schreibt Galen, dass Quecksilber hinsichtlich seiner Qualität warm ist, aus dicken Teilen besteht und in der Zeit, während es heiß wird, Geschwüre verursacht und am Magen brennt. Ferner findet aufgrund der Schwere keine Distribution statt.[145]

8.1.3 Verwendung als Heilmittel

Aufgrund der Eigenschaft, dem menschlichen Wesen so entgegengesetzt zu stehen, meint Galen: *οὐδὲν ἐξ αὐτῶν εἰς τὰς ἀλεξητηρίους ἀντιδότους ἐμβάλλεται.*[146] Tatsächlich wird Quecksilber nirgendwo als Teil eines Antidots, als Teil eines Heilmittels oder als eigenständiges Gegenmittel aufgeführt.

8.2 DAS ANTIKE TOXIKOLOGISCHE VERSTÄNDNIS VON QUECKSILBER

Da Quecksilber zu den mineralischen Giften gezählt wird, die mittels Zersetzung bzw. Geschwürbildung töten, lassen sich viele der bei Bleiglätte genannten Fakten ebenfalls auf Quecksilber übertragen. Die Todesursache ist somit diese Zersetzung bzw. Geschwürbildung. Diese entstehen, weil Quecksilber erwärmt wird und mithilfe seiner wärmenden Qualität den Verdauungsbereich verbrennt bzw. zersetzt. Dabei ist gerade dieser Teil des menschlichen Körpers betroffen, weil Quecksilber aufgrund seiner Schwere nicht im Körper verteilt werden kann.

---

[143] Galen, *De simpl. med. fac. ac temp.* 5, 19 = XI, 767 K.
[144] Dioskurides, *De materia medica* V, 95, 3.
[145] Galen, *De simpl. med. fac. ac temp.* 4, 19 = XI, 688 K.
[146] *De simpl. med. temp. ac fac.* 5, 19 = XI, 767 K. „Keines von ihnen wird einem schützenden Antidot beigefügt."

Somit gehört Quecksilber wie Bleiglätte zu den Giften der zweiten Gruppe. Dies ist insbesondere dadurch auffällig, weil Quecksilber zu den Giften gezählt wird, die durch ihr *genos* und nicht durch ihre Quantität für den Menschen absolut schädlich sind.[147]

Bei Dioskurides lässt sich ein leicht differenter, theoretischer Ansatz entnehmen. Dieser schreibt nämlich: *δύναμιν δὲ ἔχει φθαρτικὴν ποθεῖσα, τῷ βάρει διαβιβρώσκουσα τὰ ἔντος.*[148] Damit liegt bei Dioskurides nicht die thermale Veränderung als Ursache der toxischen Wirkung vor, sondern vielmehr die Schwere von Quecksilber, wie sie als Symptom bei einigen der Autoren beschrieben wird. Hierbei ist des Weiteren auffällig, dass Dioskurides mit *διαβιβρώσκουσα* ein Wort verwendet, dass dieselbe Etymologie wie Galens *διάβρωσιν* aufweist. Dies lässt darauf schließen, dass beide die Zersetzung als die Auswirkung von Gift annahmen. Es gibt aber einen Unterschied. Während Galen nämlich eine Verbindung zu den Primärqualitäten zieht, indem er postuliert, dass die Ursache der Geschwürbildung in der Erwärmung und damit in der warmen Qualität besteht, versteht Dioskurides die Schwere von Quecksilber als Grundursache der toxischen Wirkung. Die eigentliche Giftwirkung besteht somit im Druck auf die Innenwände der Verdauungsorgane, der durch die Schwere entsteht. Dioskurides geht demnach in seiner toxikodynamischen Theorie nicht über die Symptome hinaus. Somit stellt Dioskurides seine Theorie der toxischen Wirkung auf empirische Erfahrungen und integriert sie nicht in eine übergreifende toxikologische Vorstellung, wie Galen es tut. Nach dieser Vorstellung wäre Quecksilber allerdings der ersten Gruppe zuzuordnen, da die Giftwirkung ohne eine Einflussnahme des Körpers eintritt.

Die Symptomatik lässt sich, wie bereits bei Bleiglätte, insofern mit dieser Vorstellung der Giftwirkung verbinden, als bei der Darstellung der Symptomatik besonders auf die Symptome fokussiert wurde, die den Gastrointestinaltrakt betreffen. Die anderen lassen sich hingegen weder durch die eine noch durch die andere Theorie erklären.

Auffällig ist jedoch, dass Galen schreibt: *ἔχω δ᾽ αὐτῆς οὐδεμίαν πεῖραν οὔθ᾽ ὡς ἀναιρούσης, εἰ καταποθείη, οὔτ᾽ ἔξωθεν ἐπιτιθεμένης.*[149] Diese Information beinhaltet jedoch zunächst keinen Widerspruch, sondern belegt vielmehr, dass Galen entweder nur eine theoretische Vorstellung

---

[147] s. Zitat oben (Kapitel 8.1.2). Dieser Umstand ist nämlich dadurch brisant, weil er beweist, dass Gifte der zweiten Gruppe ebenfalls als dem Körper dermaßen entgegenstehend verstanden werden konnten, sodass diese pharmazeutisch nicht verwendet wurden. Damit wird Teichfischers These, die das Gegenteil besagt, eindeutig widerlegt (s. ders. 2015, S. 346-347).

[148] s. Dioskurides, *De materia medica* V, 95, 3. „Getrunken hat es aber eine vernichtende Eigenschaft, weil es durch seine Schwere die Eingeweide zersetzt."

[149] Galen, *De simpl. med. temp. ac fac.* IX, 3, 32 = XII, 237 K. „Ich habe allerdings nicht erprobt, wie es zerstören würde, wenn es getrunken werden würde, noch wie es äußerlich zu applizieren wäre."

hatte oder dieses Wissen bereits vor ihm existierte. Dieses konnte er jedoch noch nicht experimentell überprüfen.

Insgesamt lässt sich daher zu Quecksilber sagen, dass die Vorstellung der Toxikodynamik einer Quecksilberintoxikation präsent war und diese sich mit den Symptomen teilweise überschneidet. Allerdings kann mit dieser nicht erklärt werden, warum Symptome in anderen Organen auftreten, wenn Quecksilber aufgrund seiner Schwere im Verdauungssystem verblieb.

8.3 Therapiemaßnahmen einer Intoxikation durch Quecksilber[150]

Es fällt auf, dass bei allen Autoren darauf hingewiesen wird, dass Milch als Vomitivum verwendet werden soll. In den Texten zu Milch wird außerdem angegeben, dass sie gut für nagende Schmerzen und Entzündungen durch tödliche Substanzen oder besonders geeignet für scharfe und beißende Stoffe ist, weil sie abwaschend, einhüllend und polierend wirkt. So schreibt Celsus: *levat id, quod exasperatum est.*[151] Damit beschreibt er die Wirkung von Milch darin, dass sie die Verletzung der Eingeweide, die ja bei einer Quecksilbervergiftung entsteht, heilen kann. Plinius bestätigt dies, indem er sagt: *usus lactis ad omnia intus exulcerata, maxime renes, vesicam, interanea, fauces*[152], wie es Dioskurides ebenfalls beschreibt. Galen zufolge,

> τὸ δὲ τοιοῦτο γάλα πρὸς τὰ δριμέα καὶ δάκνοντα ῥεύματα συμφορώτατόν ἐστιν, οὐ μόνον ἀποπλῦνον αὐτὰ τῶν ἐνοχλουμένων μορίων, ἔστι γὰρ αὐτῷ τοῦτο καὶ πρὸς τὸ ὕδωρ κοινὸν, ἀλλὰ καὶ περιπλαττόμενον τοῖς σώμασιν, ὡς μὴ γυμνοῖς αὐτοῖς προσπίπτειν τὸ ἐπιῤῥέον.

> ist eine solche Milch besonders nützlich für scharfe und beißende Säfte, weil sie nicht nur diese von den geplagten Körperteilen abwäscht, denn dieses hat Milch mit Wasser gemein, sondern weil sie auch auf die Körperteile aufgetragen wird, sodass das, was auf der Oberfläche fließt, die ungeschützten Körperteile selbst nicht angreift.

Überdies überschneiden sich bei den in Tabelle **7** angeführten Antidoten die wärmende, trocknende und diuretische Qualität, die jeweils bei drei Autoren angeführt werden. Bei allen außer Ysop wird zudem auf Anwendungen bei anderen Vergiftungen hingewiesen. Zudem wird mehrfach von positiven Einflüssen auf den Gastrointestinaltrakt berichtet.

---

[150] Quellen für Tabelle **8** sind: Celsus, *De medic.* V, 1-16. Diosk., *De mat. med.* II, 70. 159; III, 23. 25. 64; s. dies. bei Beck 2020. Galen, *De simpl. med. temp. ac fac.* VI, 1, 75 = XI, 844 K.; VIII, 16, 11 = XII, 97 K.; 18, 6 = XII, 118-119 K.; 20, 8 = XII, 149 K.; X, 2, 7 = XII, 263-266 K.; Israelson 1894, S. 180; *De alim. fac.* II, 52 = VI, 637-639; III, 15 = VI, 681-689 K.; Galen/Powell/Wilkins 2003, S. 105. 123-126. Plinius, *nat. hist.* XX, 44, 112-115; XXV, 87, 136; XXVII, 28, 45-52; XXVIII, 33, 123.

[151] Celsus, *De Medicina* V, 13: dass es „das glättet, was angegriffen worden ist".

[152] Plinius, *naturalis historia* XXVIII, 33, 125: „Der Nutzen der Milch bezieht sich auf alle innerlichen Wunden, insbesondere in den Nieren, der Blase, im Darm, in der Kehle [...]".

Tabelle 8: Tabelle der Antidote von Quecksilber mit ihren Eigenschaften, wie sie bei den unterschiedlichen Autoren beschrieben werden. Gemeinsamkeiten werden mittels individueller Markierung, sei sie farblicher, kursiver oder anderer Art, dargestellt.

	Celsus	Plinius	Galen	Dioskurides	
Milch	› Ansammlung zerteilend › Raues polierend	› Verwendung für alle inneren Geschwüre Rohe Milch: Für Schlangenbisse, Fichtenraupe, etc. › bei getrunkenen Giften Käse: › zum Verstopfen neigend › Körpersäfte verdünnend Molke: › verdünnend	Besonders geeignet für scharfe + beißende Stoffe › abwaschend › einhüllend / umschmierend	› Eingeweide/Stuhl erweichend › Eingeweide + Magen aufblähend Eselsmilch: › gut für Magen › für Unruhe sorgend (Durchfall) Frische Milch: › gut bei nagenden Schmerzen und Entzündungen durch tödliche Substanzen	
Ysop		Für Magen schädlich + Honig: Erbrechen fördernd	› Trocknend (3.Rang) › **Wärmend (3. Rang)** › Feinteilig	› **Wärmend** › Lindert Sodbremen › diuretisch › tötet Eingeweidewurm Absud + Oxymel: › vertreibt Dicke aus dem Unterleib + Wein: Entzündungen	
Sellerie		Samen: › diuretisch › emenagog › Abortation der Nachgeburt	› **Warm** ›› diuretisch ›› emenagog › diuretisch	Gartensellerie: › Lindert Sodbremen › diuretisch Absud/Abkochung der Wurzeln: Wirken gegen tödliche Gifte zerstreuend/zerteilend › Brechmittel › antidiarrhoisch Samen › diuretisch › hilft für die Bisse wilder Tiere + Quecksilber	
Pfeffer	› Zum Öffnen geeignet › Ätzend (zernagend – rodo) › Heftig ätzend (aduro) › Schorf erzeugend (?)		› **Gewaltig wärmend** › Gewaltig trocknend	› **Wärmend** › Verdauungsfördernd › diuretisch › anziehend (ἐπισπαστικός) zerstreuend/zerteilend (vergbar mit adstringierend?) Samen › hilft bei Bissen wilder Tiere für Schüttelfrost	
Wermut		unterstützt Verdauung + Essig: für giftige Pilze, Mistel + Wein: gegen Schierling + Spitzmausbisse, Drachenfisch, Skorpione	Magenstärkend › **Erwärmend (1. Grad)** › Reinigend › Stärke verleihend › Trocknend (3. Grad) › Galliges in Eingeweide und anal abgeführt + renal › Adstringierende Qualität › bittere Qualität › scharfe Qualität	Abgekocht: › zieht Magen zusammen › Galle abführend › diuretisch › erweicht Leib › heilt Leibschmerzen › entfernt Darmwürmer › beseitigt Übelkeit › adstringierend › **wärmend** › reinigt Galliges aus Magen und Darm › diuretisch › Übelkeit vorbeugend + Essig: geeignet für giftige Pilze Als Saft: schlecht für Magen	

8.4 Auswertung der Daten zur Therapie

Ausgehend von den Aussagen, wie sie in Kapitel 8.3 vorgestellt wurden, offenbart sich ein primitiv theoretisches Denken bezüglich der pharmazeutischen Wirkungsweise von Milch. Der

Zweck der Milch besteht in ihrer reinigenden und schützenden Qualität vor beißenden und scharfen Substanzen. Sofern Quecksilber zu diesen Giften gehört, soll der Magen durch die Milch mit einer Art Schutzsalbe versehen werden, um die giftige Wirkung nicht stattfinden zu lassen.[153] Gleichzeitig sollte Erbrechen ausgelöst werden, vermutlich um das giftige Quecksilber aus dem Verdauungstrakt zu beseitigen. Ob das in Verbindung mit der Entwicklung einer Schlüpfrigkeit einhergeht, wie es Aetios von Amida für Bleiglätte beschreibt und auf Quecksilber überträgt, ist zwar nicht sicher, aber doch wahrscheinlich, da die „einhüllende" Wirkung diesem doch schon nahe kommt.[154]

Insgesamt überschneiden sich allerdings wie bereits bei Bleiglätte die wärmende und trocknende sowie zusätzlich die diuretische Wirkung. Damit entsteht jedoch dasselbe Dilemma wie bereits bei Galen, denn die wärmende Qualität ergibt keinen Sinn, da Quecksilber in Hinsicht auf seine $\delta \acute{v} \nu \alpha \mu \iota \varsigma$ warm ist, wodurch eine Behandlung mittels wärmender Substanzen sinnlos, wenn nicht sogar fatal wäre. Ausgehend von der Beschreibung ist eine trocknende Qualität ebenfalls nicht sinnvoll. Einzig die diuretische Qualität könnte eine gewisse Logik aufweisen, da sie einen Prozess der Exkretion von Quecksilber darstellen oder auslösen könnte. Damit findet sich ebenfalls kein wirklicher Hinweis auf einen Bezug zwischen der Behandlung einer Quecksilbervergiftung und der Humoralpathologie.

---

[153] Ein ähnliches Prinzip findet sich im Zusammenhang mit einer Bisswunde durch giftige Tiere, wo beschrieben wird, dass der Mund vor dem Aussaugen der Stich- bzw. Bisswunde mit Öl ausgespült werden sollte, sodass das Gift nicht in die Blutbahn gelangen kann (s. Touwaide 1994, S. 1955).
[154] s. Israelson 1894, S. 170; Aetios von Amida, *Liber medicinalis* XIII, 78-79.

9 AURIPIGMENT, REALGAR UND KALK

9.1 ÜBERLIEFERTE DATEN ZU AURIPIGMENT, REALGAR UND KALK

9.1.1 ἄσβεστος

Bevor im Weiteren auf die in diesem Kapitel zu behandelnden Gifte eingegangen werden kann, ist zunächst zu klären, wie die griechischen Begriffe τίτανος und ἄσβεστος miteinander in Beziehung stehen, denn immerhin werden beide als Kalk wiedergegeben.[155]

Ἄσβεστος wird im toxikologischen Korpus nur bei Aelius Promotus erwähnt. Allerdings gibt es Belege, die darauf hinweisen, dass ἄσβεστος und τίτανος als identisch zu verstehen sind.[156] Essentiell für diese These ist der Verweis von Ihm, dass ἄσβεστος in den Scholien zu Nicanders *Alexipharmaka* ebenfalls mit τίτανος gleichgesetzt wurde.[157] Als weiteres, wenn auch deutlich weniger aussagekräftiges Indiz gilt der Umstand, dass Wellmann im Index zur *materia medica* von „τίτανος (ἄσβεστος)" spricht.[158] Da beide somit wahrscheinlich dasselbe meinen, werden im Folgenden die Informationen zu τίτανος und ἄσβεστος kombiniert und gemeinsam analysiert.

9.1.2 Expositionsweg, Symptomatik und Therapie

Sandarak, Auripigment und Kalk gehören zu den Substanzen, die im Korpus nur hin und wieder thematisiert werden. Fakten und Daten zur Symptomatik und Therapeutik finden sich nur bei Pseudo-Dioskurides, seinen Kompilatoren Aetios von Amida und Paulos Aeginata und für Kalk noch bei Aelius Promotus.[159]

Die Beschreibungen der Symptome sind wiederum bei allen Texten identisch. Es werden nur gastrointestinale Symptome aufgeführt.

Allerdings weisen die Behandlungsmaßnahmen Unterschiede auf. Abgesehen von Aelius Promotus, dessen einzige Angabe bei den anderen nicht auftaucht, besteht ein Unterschied in

---

[155] s. Kapitel 5, Tabelle **3**.
[156] s. Goltz 1972, S. 171.
[157] s. Ihm 1995, S. 136.
[158] s. Wellmann 1958, S. 389.
[159] Quellen zu Auripigment, Realgar und Kalk sind: Pseudo-Dioskurides, Περὶ δηλ. φαρμ. καὶ τῆς αὐτῶν προφυλ. καὶ θεραπ. 29; Ael. Promotus, περὶ τῶν ἰοβ. Θηρ. καὶ δηλ. φαρμ. 72; Aet. v. Amida, *Liber medicinalis* XIII, 80; Paul. v. Aegina V, 61.

den allgemeinen Funktionsweisen der Antidote („Die Antidote sollen …"), die bei Pseudo-Dioskurides und Paulos von Aegina anfangs, bei Aetios von Amida hingegen nicht vorkommen. Außerdem ist die Auflistung der Antidote, welche unter diese allgemeinen Eigenschaften fallen, unterschiedlich. So schreibt Pseudo-Dioskurides:[160]

οἷός ἐστιν ὁ τοῦ ἰβίσκου καὶ τῆς μαλάχης χυλός, λίαν ὀλισθηρὸς ὑπάρχων· παρέχειν δὲ δεῖ καὶ ἀφέψημα λινοσπέρμου, ἢ τράγου, ἢ ἰρύζης· καὶ γάλα πολὺ σὺν μελικράτῳ καὶ ζωμοὺς λιπαροὺς καὶ εὐχύμους.

So beschaffen ist der Saft des Hibiskus und der der Malve, der sehr schlüpfrig ist. Aber man muss auch Leinsamen-, Spelt- oder Reisabsud darreichen. Ebenso viel Milch mit Hydromel und fettige sowie wohlschmeckende Brühe.

Tabelle 9: Daten zu Therapie, Symptomatik und Exposition (Ex.) von Bleiglätte. In eckigen Klammern [...] wird der Verwendungszweck vermerkt, den das jeweilige Antidot erfüllen soll.

Therapie	Symptome	Ex.	
Antidote sollen mischen und Schlüpfrigkeit verursachen können: > Saft des Hibiskus > Saft der Malve > Absud von Leinsamen > Absud von Spelt > Reisabsud > viel Milch + Hydromel > fettige, wohlschmeckende Brühe		> Schmerzen im Darm und in der Eingeweide > heftiges Beißen bzw. heftiger nagender Schmerz	oral (ποθέντα)	Pseudo-Dioskurides
Kalk: > Saft von Feigen mit Wasser			oral? (λαβοῦσιν)	A. Promotus
Saft der Malve, getrunken > Saft des Leinsamens > Saft von Reis > fettige Brühe aus Spelt > Hydromel > warme Milch [Erbrechen]		> Schmerz des Bauchs und der Eingeweide > heftiges Beißen	oral (potata)	Aetios von Amida
Antidote sollen vermischen und lösen können, aber auch leicht Erbrechen auslösen und in Hinsicht auf den Darm Schlüpfrigkeit verursachen: > Saft des Hibiskus > Saft der Malve > Absud von Spelt > Absud von Leinsamen > Absud von Reis > viel Milch > Hydromel > fettige, wohlschmeckende Brühe		> Schmerzen des Darms und der Eingeweide > heftiges Beißen bzw. heftiger nagender Schmerz	oral (ποθέντα)	Paulos von Aegina

Mit der Formulierung von παρέχειν δὲ δεῖ wird zwischen dem Saft der Malve und dem Leinsamenabsud eine Trennung vollzogen, sodass letzterer nicht mehr in Beziehung zum οἷος

---

[160] Pseudo-Dioskurides, Περὶ δηλ. φαρμ. καὶ τῆς αὑτῶν προφυλ. καὶ θεραπ. 29.

steht. Damit beziehen sich alle Funktionen, die vor der besagten Formulierung mitgeteilt werden, ausschließlich auf die Säfte der Malve und des Hibiskus. Bei Paulos von Aegina existiert jedoch ein Unterschied:[161]

> ὅθεν προσφέρειν αὐτοῖς δεῖ πάντα, ὅσα κιρνάναι καὶ λῦσαι δύναται τό τε εὐεμὲς καὶ τὸ πρὸς τὴν κοιλίαν ὀλισθηρὸν παρέχειν, οἷός ἐστιν ὁ τοῦ ἐβίσκου καὶ μαλάχης χυλὸς καὶ ἀφέψημα λινοσπέρμου ἢ τράγου ἢ ὀρύζης γάλα τε πολὺ καὶ μελίκρατον καὶ ζωμοὶ λιπαροὶ καὶ εὔχυμοι.

> Daher ist es nötig, ihnen alles vorzusetzen, was mischen und lösen kann sowie leicht Erbrechen auslöst und hinsichtlich des Darms Schlüpfrigkeit verursacht, wie der Saft des Hibiskus und der der Malve beschaffen ist und der Absud der Leinsamen oder des Spelts oder des Reis sowie viel Milch und Hydromel sowie fettige und wohlschmeckende Brühen.

Der einheitliche Kasus aller Antidote bei Paulos von Aegina beweist, dass diese die besagten Eigenschaften aufweisen, weil eine Differenzierung aus diesem Grund nicht möglich ist.

Weitere Unterschiede liegen darin, dass Pseudo-Dioskurides im Gegensatz zu Aetios von Amida und Paulos von Aegina Milch und Hydromel miteinander verbindet. Dies tut ebenfalls Aetios von Amida, als er die fettige Brühe mit den Speltgraupen kombiniert.

9.1.3 **Eigenschaften**

Die Eigenschaften der drei mineralischen Gifte werden allerdings größtenteils einzeln behandelt. Alle drei Minerale sind sehr scharf und brennend, weshalb sie sich für die Therapie bösartiger und fauliger Geschwüre eignen.[162] Zusätzlich zernagen alle drei Substanzen. Sie sengen an und zersetzen den Körper.[163]

Diese ersten Informationen werden sowohl von Dioskurides als auch an einer anderen Stelle in Galens Opus bestätigt. Denn nach Erstgenanntem sind alle Kalkformen erhitzend bzw. brennend ($\pi\upsilon\rho\omega\tau\iota\kappa\acute{o}\varsigma$), beißend ($\delta\eta\kappa\tau\iota\kappa\acute{\eta}\nu$), ätzend ($\kappa\alpha\upsilon\sigma\tau\iota\kappa\acute{\eta}\nu$) und schorfbildend ($\dot{\epsilon}\sigma\chi\alpha\rho\omega\tau\iota\kappa\acute{\eta}\nu$).[164] Galen zufolge brennt der unlöschbare Kalk heftig, während der erloschene sofort Schorf bilde. Zudem erwärme Kalk das Fleisch und lässt es schmelzen. Wenn es gewaschen wird, trocknet es, ohne zu beißen.[165] Plinius erwähnt zusätzlich, dass Kalk extrahierend wirkt.[166]

---

[161] s. Paul. v. Aegina V, 61
[162] s. Galen, *Ad Glauconem de medendi methodo* II, 3 = XI, 88 K.
[163] s. Celsus, *De medicina* V, 6-8.
[164] s. Dioskurides, *De materia medica* V, 115, 2.
[165] s. Galen, *De simpl. med. temp. ac fac.* IX, 2, 31 = XII, 237 K.
[166] s. Plinius, *naturalis historia* XXXVI, 57, 180.

Wenn Kalk mit Substanzen wie Öl oder Fett gemischt wird, wird es zudem verdauungsfördernd (πεπτική), erweichend (μαλακτική), zerteilend bzw. zerstreuend (διασκεδαστική) und bewirkt Vernarbungen (κατουλωτική). Letzteres bestätigt Plinius, jedoch ist seine Zubereitung mit mehreren Schritten aufwändiger.[167]

Zusätzlich zu den Eigenschaften wird noch erwähnt, dass Kalk aus einer feineren Substanz als Auripigment oder Realgar besteht, weil es einen erdigeren Anteil aufweist. Deswegen kann Kalk im Körper distribuiert werden. Ob er jedoch die Leber, die Brust oder die Blase erreicht, ist wahrscheinlich, aber nicht sicher.[168] Hierauf erwähnt Galen: ἔνια δὲ καὶ μέχρι κύστεως καὶ θώρακος, ἐν τῷ τοσουτῷ (sic!) διαστήματι τῆς φορᾶς τὸ πυρῶδες προσκτώμενα, […].[169] Das lässt darauf schließen, dass Kalk selbst zunächst nichts Feuriges in sich trägt, sondern dieses – voraussichtlich durch die Eigenwärme des Körpers – innerhalb der zurückgelegten Distanz erhält.

Auripigment und Realgar hingegen gehören zu der Gruppe an Substanzen, der bereits Quecksilber und Bleiglätte zugeordnet wurden. Beide besitzen eine innere Wärme, bestehen aus dicken Teilchen und können aufgrund ihrer Schwere nicht im Körper verteilt werden. Des Weiteren verursachen sie Geschwüre und töten durch Zersetzung bzw. Geschwürbildung.[170] Außerdem reinigen sie.[171]

Für Auripigment ist noch zu ergänzen, dass es fäulniserregende (σηπτικήν) und schorfbildende (ἐσχαρωτικήν) Eigenschaften hat. Überdies wärmt und beißt es heftig. Galen fügt hinzu, dass es ätzend wirkt. Ferner zerteilt bzw. hemmt (*reprimunt*) es und lässt Schorf auf Geschwüre entstehen.[172]

Bezüglich der Eigenschaften Realgars wird bei Dioskurides auf die Eigenschaften von Auripigment verwiesen. Somit ist es ebenfalls fäulniserregend, schorfbildend, wärmend und heftig beißend, aber auch nach Galen ätzend. Es soll mutmaßlich zerteilenden und reinigenden Heilmittel beigefügt werden.[173]

---

[167] s. Dioskurides, *De materia medica* V, 115, 2; Plinius, *naturalis historia* XXXVI, 57, 180.

[168] s. Galen, *De simpl. med. temp. ac fac.* 4, 19 = XI, 688-689 K. Touwaide meint, dass Kalk bei der Verteilung im Körper die Leber erreicht (s. ders. 1994, S. 1954). Das mag zwar richtig sein, man möge aber beachten, dass Galen ὧν τινὰ (manche von diesen) schreibt, womit jedoch nicht unbedingt gemeint ist, dass gerade Kalk diese Organe erreicht.

[169] s. Galen, *De simpl. med. temp. ac fac.* 4, 19 = XI, 688-689 K. „[…], manche [wandern] aber auch bis zur Blase und Brust, wobei sie bei einer so beschaffenen Entfernung der Beförderung das Feurige erlangen, […]."

[170] s. Galen, *De simpl. med. temp. ac fac.* IV, 19 = XI, 688 K.

[171] s. Celsus, *De medicina* V, 5.

[172] s. Dioskurides, *De materia medica* V, 104, 2; Galen, *De simpl. med. temp. ac fac.* IX, 3, 4 = XII, 212 K.; Celsus, *De medicina* V, 2.9.

[173] s. Dioskurides, *De materia medica* V, 105, 1; Galen, *De simpl. med. temp. ac fac.* IX, 3, 26 = XII, 235 K.

9.1.4 **Verwendung als Heilmittel**

Zur therapeutischen Verwendung wurde bereits bei den Eigenschaften formuliert, dass sie zur Behandlung bösartiger und Fäulnis aufweisender Geschwüre eingesetzt werden.

Dioskurides nennt außerdem eine ganze Reihe an Möglichkeiten, wie Realgar pharmazeutisch verwendet wird. So kann Realgar in Verbindung mit Kiefernharz die ἀλωπεκία behandeln, mit Pech Fingerspitzen, die mit Schuppen überzogen sind, mit Olivenöl Läusebefall und mit tierischem Fett Geschwülste. Es wird bei allen Wunden, wobei hier Wunden in Nase und Mund konkret genannt werden, mit Rosenöl bei kleineren Geschwüren und bei Knoten eingesetzt. Mit Weinhonig soll es bei inneren Abszessen gegeben werden. Der Rauch, der bei der Verbrennung von Realgar und Kiefernharz entsteht, hilft, wenn er durch ein Rohr eingeatmet wird, bei chronischem Husten, ferner wird die Stimme gereinigt, wenn es mit Honig aufgeleckt wird. Überdies wird Realgar als Schmerzmittel in Verbindung mit Kiefernharz verwendet.[174] Ferner werden Realgar und Kalk im Zusammenhang mit einem trocknenden Heilmittel genannt, das auf Wunden aufgetragen wird, die durch Hundebisse entstanden sind.[175] Das sind einzelne Beispiele für einen pharmazeutischen Einsatz dieser Minerale, wobei die Applikation in diesem Fall inhalativ erfolgen kann.

9.2 DAS ANTIKE TOXIKOLOGISCHE VERSTÄNDNIS

9.2.1 **Auripigment**

Auripigment ist ein weiterer Bestandteil der Gruppe an mineralischen Giften, die mittels Zersetzung den Menschen töten. Somit weist es dieselben Charakteristika auf, die bereits in den vorherigen Kapiteln zu Bleiglätte und Quecksilber beschrieben wurden. Zusätzlich finden sich noch zwei weitere Stellen, die für das toxikologische Verständnis bei einer Auripigment-Intoxikation essentiell sind:

Ἀρρενικὴ ἢ ἀρρενικὸν, ἑκατέρως γὰρ ὀνομάζεται, καυστικῆς ἐστι δύναμεως, ἄκαυτόν τε καὶ κεκαυμένον.[176]

Auripigment oder Orpiment, denn man bezeichnet es auf beide Weisen, hat eine kaustische Eigenschaft inne, sowohl in unverbrannter als auch verbrannter Form.

ἐν δὲ τῷ καθόλου τοῦτό σε γιγνώσκειν χρὴ ἐπὶ παντὸς ἕλκους εἴτ' αὐτομάτως εἴτ' ἀπὸ συμπτώματος εἴτε καὶ τρωθεῖσιν εἴη γεγενημένον, ὡς ξηραίνεσθαι μὲν ἀεὶ βούλεται, φαρμάκῳ δ' ὡς Ἱπποκράτης

---

[174] s. Dioskurides, *De materia medica* V, 105, 1-2.
[175] s. Aelius Promotus, *περὶ τῶν θηρίων καὶ δηλητηρίων φαρμάκων* 35 = S. 61, 20.
[176] Galen, *De simpl. med. temp. ac fac.* IX, 3, 4 = XII, 212 K.

64

φησὶ μὴ περισκελεῖ τουτέστι μὴ δάκνοντι, μηδ' ἐρεθίζοντι σφοδρῶς, πλὴν εἰ μὴ κακόηθες τε καὶ μετὰ σήψεως εἴη. τὰ γὰρ τοιαῦτα δριμυτάτων δεῖται φαρμάκων καὶ πυρὶ τὴν δύναμιν ἐοικότων, οἷόν ἐστι τὸ τε μίσυ καὶ ἡ χαλκίτις καὶ ἀρσενικόν καὶ τίτανος καὶ σανδαράχη καὶ γὰρ οὖν καὶ καίει παραπλησίως τῷ πυρὶ τὰ τοιαῦτα φάρμακα.[177]

Aber im Allgemeinen ist es nötig, dass du dies bei jedem Geschwür erkennst, sei es, dass sie von selbst, per Zufall oder durch eine Verletzung entstanden sind, nämlich dass es immer getrocknet werden will, aber mit Arzneimittel, wie Hippokrates sagt, die nicht sehr trocken, d.h. beißend, sind, die aber auch nicht heftig reizen dürfen, außer wenn die Geschwüre bösartig und mit Fäulnis behaftet sind. Denn solche [Geschwüre] verlangen nach den schärfsten und hinsichtlich ihrer Qualität dem Feuer ähnlichen Heilmitteln, wie es das Misy, die Chalkitis, das Auripigment, der Kalk und das Realgar ist und in der Tat brennen solche Pharmaka ähnlich wie Feuer.

In diesen Zitaten werden drei weitere Eigenschaften für Auripigment genannt: Es hat eine kaustische bzw. ätzende und eine sehr scharfe Qualität und ist in seiner Eigenschaft dem Feuer ähnlich, denn es brennt ähnlich wie Feuer.

All diese Eigenschaften fügen sich sehr gut in das bereits bekannte Bild über die antike Vorstellung der Toxikodynamik und das bisherige Wissen über Auripigment ein, denn ausgehend von Galens Humoralpathologie spricht eine scharfe Qualität für ein erdiges Wesen, wie es Auripigment als μεταλλικὸν φάρμακον aufweist.[178] Die kaustische Eigenschaft bestätigt ebenfalls die Daten, denn das Adjektiv καυστικός hängt etymologisch mit dem Verb καίω zusammen, welches bereits in dem Abschnitt verwendet wurde, in dem Galen den Wirkungsverlauf von Bleiglätte, Quecksilber und eben Auripigment erklärt: καίει τὰ κατὰ τὴν γαστέρα.[179] Der Vergleich mit dem Feuer zeigt zudem, dass die brennende Wirkung als besonders intensiv verstanden wurde.

Zusätzlich weisen die Eigenschaften von Auripigment, die Celsus nennt, ebenfalls auf eine sehr heftige Reaktion hin, denn Auripigment frisst das Innere auf (*exedunt corpus*), es wirkt brennend bzw. ätzend (*adurunt*) und gleichzeitig allmählich verzehrend (*rodo*). Diese Eigenschaften belegen, dass einerseits die toxische Wirkung von Auripigment ebenfalls ähnlich verstanden worden ist, andererseits die Wirkung deutlich weitreichender beschrieben wird.

Überdies belegen die genannten Symptome vollständig die reproduzierte Vorstellung, da nur gastrointestinale Symptome erwähnt werden, welche auf diesen einen Wirkungsort hinweisen.

Ein logisches Dilemma stellt indes die Verwendung von Auripigment als antiulzerogenes Mittel dar, da dieses dem beschriebenen Verständnis zufolge selbst Ulzerationen verursacht. Allerdings weist Galen an dieser Stelle darauf hin, dass dieses nur bei besonders schlimmen Ulzera, die bereits bösartig und faulig sind, verwendet wird und damit nur als außerordentlich

---

[177] s. Galen, *Ad Glauconem de medendi methodo* II, 3 = XI, 88 K.
[178] s. Tabelle 2.
[179] s. Galen, *De simpl. med. temp. ac fac.* IV, 19 = XI, 688 K.

starkes Heilmittel. Nichtsdestotrotz bleibt das logische Dilemma erhalten, vorausgesetzt es handelt sich um die Behandlung dermaler Geschwüre. Für diese Voraussetzung spricht, dass Celsus Auripigment als ein Mittel deklariert, dass Schorf auf dem Geschwür erzeugt. Sollte es sich im besagten Abschnitt tatsächlich um die Behandlung von Hautgeschwüren handeln, würde der Widerspruch wegfallen. Diese Frage lässt sich aber nicht abschließend beantworten.

Insgesamt lässt sich somit zusammenfassen, dass die Theorie für Auripigment am stringentesten ist, da sich die Symptomatik auf den Verdauungstrakt beschränkt. Alle anderen Daten fügen sich in diese Vorstellung der Toxikodynamik von Auripigment gut ein. Das einzig existente logische Dilemma ist dessen Verwendung als ein antiulzerogenes Pharmazeutikum.

9.2.2 Realgar

Realgar ist das erste mineralische Gift, bei dem die Toxikodynamik nicht direkt mitgeteilt wird. Allerdings weisen alle Informationen daraufhin, dass das Vorstellungen der Toxikodynamik bei Realgar und Auripigment identisch sind. Sollte dies zutreffend sein, dann besteht die Giftwirkung in der Zersetzung der Geschwüre, die durch die warme Qualität entsteht. Die Symptome bestätigen diesen Umstand ebenfalls, denn die Symptome beziehen sich nur auf das Verdauungssystem.

Die anderen Daten fügen sich ebenfalls in dieses Bild. So ordnet Celsus *sandaraka* den Mitteln zu, die den Körper von innen verzehren, was eine äquivalente Beschreibung für die Ulzeration ist, die Galen als Todesursache bei Auripigment versteht. Außerdem erwähnen sowohl Galen als auch Dioskurides, dass Realgar dieselbe δύναμις wie Auripigment aufweise. Hinzu kommt, dass alle antiken Autoren beide mineralischen Gifte zusammen abhandeln, sodass die Symptome ebenfalls identisch sind.

Damit lässt sich zusammenfassen, dass sich die Vorstellungen zur Toxikodynamik von Auripigment und Realgar wahrscheinlich tatsächlich entsprachen. Damit muss Realgar genauso wie Auripiment in die zweite Gruppe der Pharmaka eingestuft werden.

9.2.3 Kalk

Kalk gehört zu den Pharmaka, wo zwar die Resultate der Giftwirkung, nämlich die Symptome, bekannt sind, dafür aber nicht die Giftwirkung an sich.

Anders als bei Realgar lassen sich nur bedingt Ähnlichkeiten zu Auripigment feststellen. Zwar weist Kalk sehr ähnliche Eigenschaften zu Realgar und Auripigment auf, denn es wirkt aufgrund seines erdigen Wesens trocknend, zusätzlich annagend, heftig beißend und innerlich zerfressend und verursacht zudem Entzündungen[180]. Beachtet man zudem den Vermerk ἔνια δὲ καὶ μέχρι κύστεως καὶ θώρακος, ἐν τῷ τοσουτῷ διαστήματι τῆς φορᾶς τὸ πυρῶδες προσκτώμενα[181], dann lässt sich ebenfalls ein Bezug zu den vorherigen mineralischen Giften herstellen, denn auch diese wurden durch den menschlichen Körper gewärmt. Die Beschreibung ist allerdings eindeutiger, da sie eine Art Vermischung des eigentlich eher erdigen Kalks mit Feurigem vermittelt. Außerdem muss bedacht werden, dass Kalk mit Auripigment und Realgar zusammen betrachtet wird. Dies wäre sicher nicht der Fall, wenn keine Ähnlichkeit zwischen den Substanzen vermutet worden wäre.

Ein logisches Problem ergibt sich jedoch aus den Angaben Galens. Er beschreibt die Beschaffenheit von Kalk als erdig und daher feinteilig. Allerdings bewirkt die feinteilige Beschaffenheit nach Galen häufig eine bessere Distributionsfähigkeit im Körper. Wenn dies für Kalk zutrifft, ergibt sich unmittelbar die Frage, warum bei Kalk nur gastrointestinale Symptome erwähnt werden und nicht Symptome außerhalb des Verdauungstrakts. Gleichzeitig ist anzunehmen, dass durch die feineren Teilchen die Schwere nicht mehr gegeben ist, die für die zersetzende Wirkung der anderen mineralischen Gifte essentiell war.

Die Hypothese, dass die Toxikodynamik von Kalk im gesamten Corpus als identisch zu der von Auripigment und Realgar verstanden worden ist, ist also zu verwerfen. Allerdings kann aufgrund der vorhandenen Daten vermutet werden, dass einige Mediziner Kalk eben doch wie Auripigment und Realgar angesehen haben. Zu diesen gehören diejenigen Autoren, abgesehen von Galen, die Kalk zusammen mit Auripigment und Realgar behandeln. Galen hingegen sieht einen Unterschied in der Beschaffenheit. Ob er jedoch einen Unterschied in der Wirkung sieht, die ja aus der feineren Beschaffenheit logischerweise resultiert, wird nicht beschrieben.

Insgesamt muss somit festgehalten werden, dass keine richtige Vorstellung über die Giftwirkung vorlag. Die einzelnen Fakten fügen sich in kein logisches Gesamtkonzept ein. Es ist sogar eher davon auszugehen, dass die Mehrheit derjenigen Ärzte, die über Kalk geschrieben hatten, nur eine Ähnlichkeit zu Auripigment und Realgar sahen. Galen hingegen stellt ein Unterschied fest, formuliert aber keine eigene Theorie zur Giftwirkung.

---

[180] s. Kapitel 9.1.2.
[181] Galen, *De simpl. med. temp. ac fac.* IV, 19 = XI, 688-689. „manche wandern aber auch bis zur Blase und der Brust, wobei sie bei dieser so großen Distanz der Last Feuriges erhalten, […].

9.3 THERAPIEMASSNAHMEN EINER INTOXIKATION DURCH KALK, AURIPIGMENTUM ODER REALGAR[182]

Bei Pseudo-Dioskurides und Paulos von Aegina finden sich vor Nennung der Heilmittel jeweils eine Bemerkung, die die Wahl der Heilmittel erklärt, denn nach Pseudo-Dioskurides sollen sie z.B. durch das Mischen Gutes bewirken, während Paulos von Aegina mehrere Charakteristika nennt. Angesichts des Dilemmas, welche Heilmittel nun unter diese Beschreibung fallen[183], lässt sich aufgrund der Gemeinsamkeit sagen, dass zumindest der Saft der Malve und des Hibiskus mischen und Schlüpfrigkeit verursachen können und daher dies bewirken sollen.

Tabelle 10: Tabelle der Antidote von Kalk, Auripigment und Realgar mit ihren Eigenschaften, wie sie bei den unterschiedlichen Autoren beschrieben werden. Gemeinsamkeiten werden mittels individueller Markierung, sei sie farblicher, kursiver oder anderer Art, dargestellt.

Celsus	Plinius	Galen	Dioskurides	
	In Wasser: > abführend > Geschwüre, Knorpel- und Knochenbrüche heilend	> zerteilend > geschmeidig machend > antiinflammatorisch > lindernd > schwer verdauliche Geschwüre verdauend	Ganz zerkleinert: > für Verletzungen, Abszesse, Analentzündungen, Entzündungen und Spannungen in Sehnen > vertreibt und lindert innere und äußere Entzündungen > zerstreuend > bringt den Kopf des Geschwürs > aufbrechend > vernarbend > Blätter + Olivenöl: > bei Bisswunden und Verbrennungen	**Hibiskus**
Ansammlungen zerteilend		**Warm (1. Rang)** Weder trocken, noch feucht Kothaltige Feuchtigkeit enthaltend	Roh + Honig, Öl und Wasser: *Gut für Eingeweide und Blase* Abkochung: > als Klistier: > *Darmschmerzen, Schmerzen d. Gebärmutter, Darmreinigung*	**Leinsamen**
Saft d. Absuds: > *für Reißen der Blase, Eingeweide*	Lauwarmer Absud, aufgestrichen: > Steinleiden, *Blähung*, Leibschmerzen, Nackenkrämpfe Für Bleiweiß hilfreich Gegen alle Stiche wirksam > vor allem gegen Skorpione, Spitzmaus, Wespen und ähnliche Tiere	> Sanft *zerstreuend* > Kurzzeitig erweichend > **mäßig warm** > Dick, zähflüssig	Schlecht für Magen *Erleichtert den Darm* Für Wespen- und Bienenstiche Rohe Blätter, mit Olivenöl zermahlen: > immun gegen Stiche Abkochung: > *gegen nagende Darmschmerzen* Mit Wurzeln gekochte Brühe: > für alle tödliche Gifte >> ständiges Übergeben >> Bisse giftiger Spinnen > Milch entziehend	**Malve**
		> Adstringierend > Mäßig Magen hemmend	Hemmt Darm/ Eingeweide	**Reis**

---

[182] Quellen für dieses Kapitel: Celsus, *De Medic.* V, 1-16. Dioskurides, *De mat. med.* II, 95.103.118; III, 146; s. dies. bei Beck 2020. Galen, *De simpl. med. temp. ac fac.* VI, 5,1 = XI, 867 K.; VII, 11,17 =XII, 62 K.; 12, 3 = XII, 66-67 K.; VIII, 15, 16 = XII, 92; *De alim. fac.* II, 42 = VI, 628-629 K.; Galen/Powell/Wilkins 2003, S. 101. Plinius, *nat. hist.* XX, 14, 29; 84, 222-228.
[183] s. Kapitel 9.1.2.

Übergreifend ist den Beschreibungen der Antidote nur die zerstreuende bzw. zerteilende Qualität zu entnehmen. Des Weiteren wird noch jeweils zweimal auf die warme Qualität sowie auf die Fähigkeit, gegen Entzündungen und Geschwüre zu wirken, eingegangen. Genauso häufig wird die positive Wirkung auf den Darm angeführt. Damit ist die Schnittmenge der Eigenschaften im Verhältnis zu den anderen Giften eher klein, was vermutlich der geringeren Anzahl an Antidoten geschuldet ist.

9.4 Auswertung der Daten zur Therapie

Nach Pseudo-Dioskurides und Paulos von Aegina hatten die Antidote ansatzweise den Zweck, Schlüpfrigkeit zu verursachen, um Auripigment aus dem menschlichen Körper zu entfernen. Allerdings lässt sich dieses nur für Hibiskus- und Malvensaft sicher bestätigen, wobei zu berücksichtigen ist, dass Aetios von Amida diese Funktionsweisen nicht nennt. Bei den übrigen weichen beide Autoren jedoch ab, sodass die übrigen nicht mehr eindeutig dafür verwendet wurden, Schlüpfrigkeit zu erzeugen. Malvensaft und Hibiskussaft fungierten jedenfalls als Purgativum.

Die einzige Überschneidungen der anderen authentischen Antidote ist die zerschneidende bzw. zerstreuende Eigenschaft, auf deren Grundlage wohl eher nicht die Behandlung durchgeführt worden ist. Letztlich würden sie nämlich weder die toxische Wirkung aufheben noch das Gift abführen können. Abgesehen von der Verwendung des Hibiskus- und Malvensafts ist somit die Wahl der Heilmittel eher nicht sinnvoll. Diese Erkenntnis lässt sich in Anbetracht der Ähnlichkeiten auf Realgar und Kalk übertragen.

10 BLEIWEISS

10.1 ÜBERLIEFERTE DATEN ZU BLEIWEISS[184]

10.1.1 Expositionsweg, Symptomatik und Therapie

Wie in Tabelle **11** zu erkennen ist, lässt sich eine große Bandbreite an Symptomen nachweisen. Diese reichen von Symptomen innerhalb der Mundhöhle, die im Vergleich mit anderen Symptomen recht häufig genannt werden, der Pharynx und des Verdauungstrakts bis hin zu geistigen, wie z.B. Wahnsinn, Halluzinationen und Müdigkeit, sowie pneumologischen Veränderungen.

Es ist zudem auffällig, dass die Eindeutigkeit der Zusammensetzung bei den Antidoten stark variiert. So stimmt die Zusammensetzung bei Olivenöl – sei es für sich allein oder in Verbindung mit Hydromel –, Milch, Feigenabsud sowie die Verwendung von Malve überein. Einheitlich sind zudem die Gegenmittel Sesam mit Wein, der Asche von Weinreben, die häufig als ausgelaugt beschrieben wird, sowie Majoran- und Irisöl.

Bei den anderen Heilmitteln liegt hingegen ein verworrenes Bild vor, sodass nicht einmal gesagt werden kann, welches Antidot – für sich oder zusammengesetzt – nun wirklich in der beschriebenen Form Verwendung fand. Dieses Problem beginnt bereits bei der Frage, ob es nun um Pfirsiche oder um die Persea-Frucht geht, denn offensichtlich ist der Persea-Baum nicht der Pfirsichbaum. Abgesehen von dieser Unterscheidung sind sich die Beschreibung allerdings zu ähnlich, als dass an dieser Stelle unterschiedliche Substanzen anzunehmen sind. Ein weiteres Indiz für die Gleichheit besteht in Wellmanns Kommentar zu der betreffenden Stelle bei Dioskurides, der besagt: „Περσικῶν Paul., fort. recte".[185]

Bereits bei einem Vergleich von Nicander und Aelius Promotus wird deutlich, dass sie die einzelnen Stoffe unterschiedlich verbinden.[186] Allerdings bleibt es nicht bei diesen beiden Autoren. Aelius Promotus reinigt die Frucht der Persea mit Weihrauch und Wasser. Paulos von Aegina dagegen nennt Weihrauch einzeln, während Pseudo-Dioskurides Weihrauch zusammen

---

[184] Als Quellen fungieren: Nicander, *Alexipharmaca* 74-114; Celsus, *De medicina* V, 27, 12B; Scr. Largus, *Compositiones* 184; Dioskurides, Περὶ ἁπλῶν φαρμάκων II, 167 (163); Pseudo-Dioskurides, Περὶ δηλ. φαρμ. καὶ τῆς αὐτῶν προφυλ. καὶ θεραπ. 22; Plinius, *nat. hist.* 23, 40, 80; 28, 33, 129; Galen, *De antidotis* II, 7 = XIV, 144 K.; Ael. Promotus, περὶ τῶν ἰοβ. Θηρ. καὶ δηλ. φαρμ. 72; Aet. v. Amida, *Liber medicinalis* XIII, 77; Paul. v. Aegina V, 60.

[185] Dioskurides, Περὶ ἁπλῶν φαρμάκων II, 167 (163), kritischer Apparat.

[186] s. Ihm 1995, S. 135-136.

Tabelle 11: Daten zu Therapie, Symptomatik und Exposition (Ex.) von Bleiweiß. In den eckigen Klammern [...] wird angegeben, was das jeweilige Antidot bezwecken soll.

Therapie	Symptome	Ex	
> Öl verschiedener Oliven [schlüpfrig machend, um auszuwerfen] / > enthäutete Milch / > junge Zweige oder Blätter der Malve, im zähen Saft zerfließend, gerade noch zu vertragende Menge / > zerstoßene Sesamsamen + Wein / > ausgelaugte Asche von Weinreben / > harte Steine des Perseabaums, mit Olivenöl abgerieben / > erstarrter Weihrauch aus Gerrha, in geröstete Gerste zerbröselt / > Tropfen eines Nuss-, Pflaumenbaums oder einer Ulme + Tropfen Gummi, in warmen Wasser aufgelöst, um Heilung zu erzeugen / > Mahlzeiten + Wein	> adstringierender Schaum am Zahnfleisch und über Kinnbacken / > raue Zungenfurche / > ausgetrockneter Schlund / > Schluckauf / > trockener Auswurf / > Müdigkeit / > Halluzinationen / > Schläfrigkeit + Abkühlung / > Einschränkung der Bewegung / > geistig erschwachend[187]	oral (πιόντ)	**Nicander**
> Brühe aus Malve / > Brühe aus Eicheln, in Wein zerdrückt		oral (ebibit)	**Celsus**
> Öl oder Hydromel [Erbrechen] / > warmer Gerstenschleim gut geschmälzt / > Milch mit Honig / > zerhackte Malve, abgekocht, + Salz + Öl + Pfeffer; 1. so als Trank 2. + Brennnessel + Bingelkraut / > das Innere von Pfirsichkernen, mit Wein verrieben / > warme ausgelaugte Asche von Weinreben	> weiße Zunge / > weiße Interdenträume / > Übelkeit / > Ausspeien / > Dunkelheit vor Augen / > progressiver Schwindel / > Luft abgeschnitten + Ersticken	oral (biberunt)	**Scr. Largus**
> Olivenöl, Hydromel, Feigenabsud + warmes Olivenöl, warme Milch / > geriebener Sesam mit Wein / > Malvenabsud + Wurzel / > Majoranöl / > Irissalbe / > Pfirsichkerne + Absud groben Gerstenmehls / > Taubeneier + Weihrauch oder Gerstenabsud / > Pflaumen / > Gummi von Pflaumen / > Feuchtigkeit von Gallenblase einer Ulme + lauwarmes Wasser / > drei Obolen an Thapsia- oder Skammonia-Saft		oral (προθέντος)	**Dioskurides**
> Hydromel / > Malvenabsud / > warme Milch / > geriebener Sesam mit Wein / > Asche von Weinreben / > Majoranöl / > Irisöl / > Pfirsichkerne + Absud groben Gerstenmehls	> Färbung des Gaumens, Zähne und Zahnverbindungen / > Schluckauf / > Husten / > Trockenheit der Zunge / > Kälte an den Extremitäten / > Schwindel / > Magenschmerzen / > weißes Zahnfleisch / > Ersticken / > Bleiweiß in den Interdentalräumen / > Schmerzen am Herzen / > nasaler Ausfluss / > Erbrechen von Galle	wohl oral? (ἀπρόθέν)	**Ps.-Dioskurides**
> Öl aus der Traube des wilden Weinstocks + warmes Wasser / > Eselsmilch		oral (potu)	**Plinius**
> warmes Öl / > Eselsmilch / > Saft der Erbrechen / > Saft der gekochten Malve + Öl / > mittels Wein zerriebener Sesam / > ausgelaugte Asche mit Wasser / > Hydromel + Öl / > Absud getrockneter Feigen + anderes / > 5 zerriebene Walnüsse + Olivenöl / > Laub von Granatapfelbaum oder Ulme zerrieben, mit Wasser gereinigt und gefiltert / > Feuchtes essen + viel Öl oder Trockenes trinken + viel Öl	> ausgetrocknetes Zahnfleisch, Zahnverbindungen / > Härte/Rauheit der Zunge / > sehr trockene Kehle / > Kühle an Extremitäten / > zusätzlich / > Niederwurf des Geistes	wohl oral? (εἰληφότι)	**Galen**
> Olivenöl bis zum Erbrechen / > Eselsmilch / > abgeschäumte/enthäutete Milch + Honig / > Saft der gekochten Malve + Olivenöl [Erbrechen] / > glatter Sesam sud + viel Öl [Erbrechen] / > warme ausgelaugte Asche [Erbrechen] / > warme Milch + viel Öl [Erbrechen] / > Sesam, mit Wein zerrieben + viel Öl [Erbrechen] / > ausgelaugte Asche von Weinreben + viel Öl [Erbrechen] / > Asche von Weinreben [Erbrechen] / > Irisöl + viel Öl [Erbrechen]		oral? (accepta)	**Aet. Amida**
> Hydromel + viel Öl [Erbrechen] / > Feigenabsud [Erbrechen] / > Feigenabsud + viel Öl [Erbrechen] / > Malvenabsud [Erbrechen] / > warme Milch [Erbrechen] / > glatter Sesamsud + viel Öl [Erbrechen] / > warme Milch + viel Öl [Erbrechen] / > Majoranöl [Erbrechen] / > Irisöl [Erbrechen] / > Pfirsichkerne + Gerstenabsud [Erbrechen] / > Weihrauch [Erbrechen] / > Gummi von Pflaumen [Erbrechen] / > Feuchtigkeit in den Beuteln einer Ulme + lauwarmes Wasser [Erbrechen] / > 3 Obolen an Thapsiasaft + Hydromel [Erbrechen] / > Skammoniasaft + Hydromel [Erbrechen]	s. Pseudo-Dioskurides, zusätzlich	wohl oral? (ἀπρόθέν)	**Paulos von Aegina**

---

[187] Diese Stelle lautet bei Nicander: ὁ θυμῷ ναυσιόεις, „mit der Seele Übelkeit empfindend". Zum Verständnis dieser Stelle wurde folgende Übersetzung herangezogen: „his spirit sickens" (Gow/Scholfield 1979, S. 98-99).

mit Gerstenabsud und Taubeneiern einsetzt. Nicander allerdings verbindet Weihrauch mit gerösteter Gerste. Scribonus Largus spricht nur von warmem Gerstenschleim, der gut bestrichen bzw. „geschmälzt" wurde.[188] Aelius Promotus verbindet feuchte Gerste mit dem Laub von Granatäpfeln oder Ulmen, was dann zerrieben und gefiltert wird. Im Zusammenhang mit der Ulme fällt bei Paulos von Aegina jedoch der Satzteil πτελέας τὸ ἐν τοῖς θυλακίοις ὑγρὸν μετὰ χλιαροῦ ὕδατος[189], wie es übrigens in ähnlicher Form bei Pseudo-Dioskorides auftritt, nur mit dem Unterschied, dass jener nicht Samenkapseln, sondern Gallenblasen anführt. Warmes Wasser hingegen wird bei Galen in Verbindung mit Traubensirup genannt. An dieser Stelle könnte das Durcheinander noch weiter fortgeführt werden. Es wird jedoch bereits jetzt deutlich geworden sein, dass die Zusammensetzungen der Heilmittel, obwohl die Autoren sich gegenseitig gelesen haben[190], nicht wirklich eindeutig sind.

Zusätzlich fallen noch zwei Therapieanweisungen auf, die immer am Ende stehen. Einerseits handelt es sich um die Verwendung von Thapsia- oder Scammonia-Saft mit einem Zusammenhang zum Erbrechen. Während Dioskurides noch von der Einnahme dieser spricht, nachdem erbrochen wurde, gehen Pseudo-Dioskurides und seine beiden Kompilatoren Aetios von Amida und Paulos Aeginata auf einen kausalen Zusammenhang ein, also ein Erbrechen durch Scammonia- oder Thapsia-Saft. Die beiden letztgenannten fügen diesen noch μελίκρατον hinzu.

Die zweite Anweisung hängt mit Essen und Trinken zusammen. Während Nicander nur davon spricht, dass sich der Betroffene mit einem Mahl sättigen und Wein trinken soll, fügt Aelius Promotus an der Stelle, in der er sich mit der Therapie der Bleiweißvergiftung befasst, ganz am Ende an: τὰ μὲν οὖν ὑγρὰ πινέτω, τὰ δὲ ξηρὰ ἐσθιέτω, ἤτοι τὰ ἕτερα, πάντα μετ᾽ ἐλαίου πολλοῦ, ἄχρις ἂν ἔμετος ἀκολουθήσῃ.[191]

10.1.2 Eigenschaften

In Bezug auf die Eigenschaften von Bleiweiß wird mitgeteilt, dass es kühlend (ἐμψυκτικόν bzw. δύναμιν ψυκτικήν) und adstringierend (ἐμπλαστικόν) sei. Es besitzt zusätzlich noch erweichende (μαλακτικήν), ausfüllende (πληρωτικήν) und verdünnende (λεπτυντικός) Eigenschaften. Überdies hemmt es auf eine milde Weise Wucherungen und verursacht Vernarbungen, wenn

---

[188] Schonack 1913, S. 85.
[189] Paulos von Aegina, V, 60. „Das Feuchte der Ulme, das sich in den Beuteln befindet, mit lauwarmen Wasser".
[190] s. Ihm 1995, S. 9-10.
[191] Aelius Promotus, περὶ τῶν ἰοβ. θηρ. καὶ δηλ. φαρμ. 72. „Einerseits soll er Feuchtes trinken, andererseits Trockenes essen, gewiss das andere, aber alles mit viel Olivenöl, und zwar bis zum Erbrechen."

es mit fetten Salben und Pflastern und Pillen gemischt wird. Zudem besteht Bleiweiß insgesamt aus feinen Teilchen.[192]

10.1.3 Verwendung als Heilmittel

Ins Galens Werk *De antidotis* findet sich Bleiweiß als Pharmazeutikum nur in drei Rezepten zur Behandlung von Bissen tollwütiger Hunde, die allerdings sehr ähnlich sind.[193] Sein Produkt wurde dabei auf die Haut aufgelegt. Celsus setzt Bleiweiß deutlich häufiger ein, allerdings nahezu immer als Auflage, Pflaster oder in ähnlicher Form. Es wird also dermal appliziert.[194] Für eine äußere Anwendung von Bleiweiß sprechen zudem die Wucherungen heilenden und Narben verursachenden Eigenschaften, die wohl äußerlich behandelt wurden. Ansonsten fanden sich bei einer kurzen Untersuchung kaum Belege für eine pharmazeutische Verwendung von Bleiweiß.[195]

10.2 DAS ANTIKE TOXIKOLOGISCHE VERSTÄNDNIS VON BLEIWEIß

Zu den toxikologischen Eigenschaften von Bleiweiß liegen nur sehr wenige Informationen vor, sodass eine Vorstellung zur toxischen Wirkung nur begrenzt reproduziert werden kann. Zum einen lassen die Symptome keinen Rückschluss auf den eigentlichen Wirkungsort einer Bleiweißvergiftung schließen, da eine hohe Variabilität der betroffenen Stellen im menschlichen Organismus diagnostizierbar ist, was jedoch gut mit der feinen Beschaffenheit von Bleiweiß erklärbar wäre. Recht häufig werden Auswirkungen auf den oralen, nasalen und gutturalen Bereich des Menschen sowie seine geistige Fitness erwähnt, wobei an dieser Stelle der Schwindel inbegriffen ist. Zudem werden Auswirkungen auf den Verdauungstrakt beschrieben, aber deutlich weniger als bei den bisherigen fünf mineralischen Giften, wo ein gastrointestinaler Einfluss den Kern der Symptome darstellte. Zusätzlich wird vereinzelt auf die Immobilitat bzw. Schwerbeweglichkeit, die Dunkelheit vor den Augen, das Kältegefühl an den Extremitäten sowie auf Schmerzen am Herzen eingegangen.

Die Eigenschaften sind ebenfalls nur bedingt hilfreich, um die toxische Wirkung zu reproduzieren. Denn insbesondere von den Primärqualitäten ist nur bekannt, dass Bleiweiß

---

[192] s. Dioskurides, *De materia medica* V, 88; Galen, *De simpl. med. temp. fac.* IX, 39 = 12, 244 K.
[193] s. Galen *De antidotis* II, 11 = XIV, 173-174 K.; Winkler 1980, S. 78-79.
[194] s. Scheller 1967, S. 596.
[195] Dioskurides, *De materia medica* II, 126, 3: σὺν δὲ κιμωλίᾳ ἢ ψιμυθίῳ ἐρυσιπέλατα ἰᾶται. „Aber mit Cimolia-Erde oder Bleiweiß werden Erysipele geheilt."; Ebd. II, 132, 2: σὺν ψιμυθίῳ δὲ καὶ ὄξει ὁ χυλὸς αὐτῶν ἐπίχριστος τῶν ψύξεως δεομένων. „Aber mit Bleiweiß und Essig wird ihr Saft dort bestrichen, wo Kälte nötig ist."

kühlend ist. Allerdings lassen sich hierdurch die Auswirkungen auf das Gehirn erklären. In der Pharmakologie Galens wurde das Gehirn nämlich als „principal organ of coldness" angesehen[196], was auf eine mögliche Vorstellung hinweist, dass die kühlende Qualität von Bleiweiß tatsächlich auf dieses Organ Einfluss genommen hat, wie es Riddle für Bilsenkraut beschreibt. Die Trockenheit des Mundes und der Kehle kann des Weiteren mithilfe der trocknenden Fähigkeit von Bleiweiß erklärt werden, ebenso wie das Auffinden von Bleiweiß in den Interdentalräumen nach einer oralen Exposition.

Somit lässt sich zusammenfassen, dass grundsätzlich nur eine ganze Reihe an Informationen für Bleiweiß vorlagen. In den wenigsten Fällen lassen sich die Symptome humoralpathologisch erklären. Eine Giftwirkung ist allerdings nicht bekannt, ebenso wenig wie deren Ursache. Einzig die Resultate des Giftes, *ergo* die Symptome, sind gut bekannt.

10.3 THERAPIEMAßNAHMEN EINER INTOXIKATION DURCH BLEIWEIß[197]

Ausgehend von Tabelle **12**, in der die betreffenden Antidote von Bleiweiß vorgestellt werden, lässt sich feststellen, dass mehrere Eigenschaften bei einem Großteil der Heilmittel auftreten. Zum einen fällt auf, dass viele der genannten Gegenmittel wärmende Eigenschaften aufweisen. Das einzige Mittel, dem Galen eine nur indifferent wärmende Eigenschaft zuspricht, ist Öl, über das Dioskurides hingegen meint, dass es wärme. Bei zweien dieser Gegenmittel findet sich die Bezeichnung, mäßig warm zu sein bzw. eine mittlere Wärme zu besitzen. Obgleich kein Grad an Wärme aufgewiesen wird, wie z.B. bei Feigen oder Majoran, ist dennoch davon auszugehen, dass es sich um wirklich wärmende Eigenschaften handelt und nicht um „indifferent" warme Substanzen, denn es werden nicht die betreffenden Adverbien verwendet.[198]

Als zweites fällt auf, dass die betreffenden Antidote häufig für andere Vergiftungen eingesetzt worden sind. Eine dritte Gemeinsamkeit liegt darin, dass die Antidote erweichend wirken. Allein Celsus vermerkt dieses bei insgesamt vier von ihnen. Zudem ist sichtbar, dass einige der Gegenmittel im Gastrointestinaltrakt wirken sollten, sei es nun im Magen oder im Darm.

---

[196] Riddle 1985, S. 173.

[197] Die Quellen für die Antidote sind: Celsus, *De medicina* V, 1-16. Dioskurides, *De mat. med.* I, 1.30.56.58.128; II, 70.99.118; III, 39; V, 117; s. dies. in Beck 2020. Galen, *De simpl. med. temp. ac fac.* VI, 1, 26 = XI, 823 K.; VI, 5, 4 = XI, 868-872 K.; VII, 12, 3 = XII, 66-67 K.; VIII, 18, 10 = XII, 120 K.; VIII, 18, 43 = XII, 132-133 K.; VIII, 19, 4 = XII, 138-140 K.; X, 2, 7 = XII, 263-266 K.; Israelson 1894, S. 56-58. 180; *De alim. fac.* II, 8 = VI, 570-573 K.; II, 42 = VI, 628-629 K.; III, 15 = VI, 681-689 K.; Galen/Powell/Wilkins 2003, S. 76-77. 101. 123-126. Plinius, *nat. hist.* XX, 84, 222-228; XXI, 93, 163; XXII, 64, 132; XXIII, 63, 117-125; XXVIII, 33, 123-130.

[198] s. Kapitel 3.2.3.; vgl. Israelson 1894, S. 124 und Galen, *De simpl. med. temp. ac fac.* VIII, 18, 10 = XII, 120 K.

Tabelle 12: Tabelle der Antidote von Bleiweiß mit ihren Eigenschaften, wie sie bei den unterschiedlichen Autoren beschrieben werden. Gemeinsamkeiten werden mittels individueller Markierung, sei sie farblicher, schriftlicher oder sonst einer Art, dargestellt.

	Celsus	Plinius	Galen	Dioskurides
Olivenöl	(Geschwüre) zur Reife bringend, Eiter bewegend Reinigend/entblähend Erweichend	> Befeuchtend mäßig warm (μέτριος θερμόν) Öl des wilden Feigenbaums: > reinigend > adstringierend	> adstringierend > schweißtreibend > **wärmend** > *Fleisch erweichend* > *den Darm erleichternd* > erweichend > schwächt Wirkung von Mitteln, die Geschwüre verursachen 1 Kotyle + Wasser: > abführend, reinigend (καθαρτικόν)	Öl des wilden Olbaums: > adstringierend
Sesam	Erweichend	Als Nahrung nicht zuträglich Erbrechen stillend	Viele leimige und fettige Substanzen > adstringierend/anhaltend > erweichend **mäßig warm**	> Magen schwächend > erweichend Als Umschlag: > *Darmschmerzen,* Biss der Natter
Milch	Ansammlung zerteilend Raues polierend	Verwendung für alle inneren Geschwüre Rohe Milch: Für Schlangenbisse, Fichtenraupe, etc. bei getrunkenen Giften	Besonders geeignet für scharfe + beißende Stoffe > abwaschend > einhüllend / umschmierend Käse: > zum Verstopfen neigend > Körpersäfte verdickend Molke: > verdünnend	> Eingeweide/Stuhl erweichend > Eingeweide + Magen aufhaltend Eselsmilch: > gut für Magen (Durchfall) > für Unruhe sorgend Frische Milch: > gut bei nagenden Schmerzen und Entzündungen durch tödliche Substanzen
Feige	Trockene Feigen: > Ansammlungen zerteilend > erweichend	Saft der Feige: > Geschwüre öffnend, emenagog > *Leib öffnend/abführend* > für Skorpionengift, Insektenstiche Trockene Feigen: > Magen beeinträchtigend > **erwärmend** > erweicht Bauch Asche des Feigenbaums: > reinigt > verklebt > füllt aus > zieht zusammen	Trockene Feigen: > **warm (1.-2. Grad)** > Feinteilig > kocht/verdaut Hartes Eingeweide reinigend > Schneidend > **Verdünnend**	Trockene Feigen: > **wärmend** > *Bauch lockernd/abführend* Saft des Feigenbaums: > hilft bei Stichen (Skorpion), Leid durch giftige Tiere Asche der verbrannten Zweige: > geeignet für ätzende Medikament > *Darmbeschwerden* > Gegenmittel bei Gips, Skorpionen
Malve		Gegen alle Stiche wirksam > vor allem gegen Skorpione, Spitzmaus, Wespen und ähnlicher Tiere Für Bleiweiß hilfreich Lauwarmer Absud, aufgestrichen: > Steinleiden, Blähung, *Leibschmerzen,* Saft d. Absuds: > *für Reifen der Blase, Eingeweide*	> Sanft zersetzend > Kurzzeitig erweichend > **Mäßig warm** > Dick, zähflüssig	> Magen schwächend/schwer verdaulich > *Erleichtert Darm* > *nützlich für Eingeweide* Für Wespen- und Bienenstiche: Rohe Blätter, mit Olivenöl zermahlen: > immun gegen Stiche Abkochung: > *gegen nagende Schmerzen der Eingeweide* Mit Wurzeln gekochte Brühe: > für alle tödliche Gifte > ständiges Übergeben > Bisse giftiger Spinnen
τέφρα (κλημάτίνη)	Asche allgemein: > ätzend (zernagend)		Warme Kraft behaltend nach Auslaugung **Warm (3. Grad) Trocken (2. Grad)**	> brennend/ätzend + Essig: > bei Bissen von Reptilien und Hunden > Brennend > Diuretisch > Nützlich bei faulen > Wunden, Abszessen > Schorf + bösartige Wunden aufbrechend > emenagog Als Pulver + Salz + Essig: > bei Pilzen
Majoran(öl)	Ansammlung zerteilend	Aufgelegt: > emenagog Saft der abgekochten Pflanze: > *Beseitigung von Leibschmerzen* > Nützlich bei Harnbeschwerden	**Warm (3. Grad) Trocken (2. Grad)**	I, 58 – ἀμάρακινον > **Erwärmend** > Schlaffördernd > **Erweichend** > Öffnend > Brennend > Diuretisch > Nützlich bei faulen > bei Harnproblemen > bei Koliken > emenagog I, 56 **wärmend** > erweichend > Entzündungen, Verstopfungen > abortativ
Iris(öl)	Reinigend/entblähend (purgo) Ansammlungen zerteilend (in einem Teil des Körpers) Erweichend (mollio)			I, 1 > **Wärmend** > **Verdünnend** 7 Drachmen + οἰνομέλιτος > heilt Kolik + mit Essig: > für Bisse von wilden Tieren I, 56 > *fettige Schorf, faulige Salbe, Schmerz* **wärmend** > *hilft bei Darmverschluss* > Diuretisch 1 Cyathos: für Personen, die Schierling, Pilze, Koriander tranken

Manche von den Antidoten werden durch weitere Eigenschaften verbunden, welche aber nicht mehrheitlich auftreten. Zu diesen gehören die zerteilende (viermal), reinigende (dreimal) und verdünnende Qualität (dreimal). Die übrigen Angaben kommen ansonsten nur noch vereinzelt vor, weshalb davon auszugehen ist, dass sie unter der genannten Prämisse irrelevant sind.

10.4 AUSWERTUNG DER DATEN ZUR THERAPIE

Die Verwendung der Heilmittel bei Bleiweiß dürfte aus theoretischer Perspektive sinnvoll gewesen sein, denn die Mittel wurden entweder als Vomitivum eingesetzt, wie Olivenöl, oder wiesen eine warme Qualität auf, die der kühlenden Qualität von Bleiweiß entgegenwirken konnte. Die übrigen Qualitäten (erweichend, zerteilend, reinigend, verdünnend) sind nicht relevant, weil Bleiweiß diese Eigenschaften entweder selbst innehat oder sie nicht so häufig vorkommen, dass die Fundierung der Behandlung einer Bleiweißvergiftung auf diesen Qualitäten wahrscheinlich ist. Eine Verwendung von Antidoten, die mittels der zuletzt genannten Qualitäten auf den Körper einwirken, wird somit nach dem Heilprinzip *contraria contrariis* nichts Positives bewirken.

11 GIPS

11.1 ÜBERLIEFERTE DATEN ZU GIPS

11.1.1 Expositionsweg, Symptomatik und Therapie

Gips ist neben Bleiweiß, Bleiglätte und Quecksilber das letzte mineralische Gift, das in fast allen Werken aufgeführt wird.[199] Größtenteils stimmen die Angaben in den betreffenden Kapiteln zur Gipsvergiftung überein. Zur Symptomatik berichten alle, dass das Gips versteinert, wobei alle außer Scribonius Largus diesem hinzufügen, dass die Petrifikation Ersticken auslöst. Dioskurides erweitert dieses um den Zusatz, dass der Betroffene durch das Ersticken stirbt. Damit sind jedoch bei fünf der sechs Autoren die Informationen hierzu abgeschlossen. Nur Scribonius Largus, der aber überhaupt nicht auf das Ersticken eingeht, erwähnt mit den Schmerzen im Bauch und Magen, kalten Schweiß sowie blutunterlaufene Augen noch weitere Symptome.

Bei den Antidoten lassen sich zwei differente Parteien erkennen: einerseits Dioskurides mit Pseudo-Dioskurides und seinen Kompilatoren sowie teilweise Plinius, bei denen es jedoch zu deutlichen Unterschieden bei der Zusammensetzung kommt. Andererseits gibt es die Gruppe um Scribonius Largus und Galen, deren Auflistungen der Antidote identisch sind. Eine eindeutige Schnittmenge zwischen diesen Gruppen besteht in der ausgelaugten Asche, die bei der zweiten Gruppe ohne Zusatz, bei der ersten Gruppe allerdings mit Wein eingenommen wird. Überdies verweisen beide auf Oregano und Thymian, deren Zusammensetzungen jedoch voneinander abweichen. Während bei Galen und Scribonius Largus beide als Absud in Verbindung mit Wasser verabreicht werden sollen, soll Oregano mit Süßwein, Asche, Essig oder mit Asche und Essig gemischt werden. Bei Thymian ist das Bild nahezu identisch, allerdings mit dem Unterschied, dass nur Pseudo-Dioskurides Thymian aufführt. Oregano hingegen findet sich innerhalb der ersten Gruppe neben Pseudo-Dioskurides noch bei Dioskurides und Plinius.[200]

---

[199] Quellen zu Gips sind: Scr. Largus, *Comp.* 182; Dioskurides, *De mat. med.* V, 116; Περὶ ἁπλῶν φαρμ. II, 165 (161); Pseudo-Dioskurides, Περὶ δηλ. φαρμ. καὶ τῆς αὐτῶν προφυλ. καὶ θεραπ. 24; Plinius, *nat. hist.* XX, 69, 178; XXIII, 40, 80; XXVIII, 33, 129; Galen, *De antidotis* II, 7 = XIV, 142 K.; Ael. Promotus, περὶ τῶν ἰοβ. Θηρ. καὶ δηλ. φαρμ. 73; Oreibasios, *Coll. med.* XIII, G11; Aet. v. Amida, *Liber medicinalis* XIII, 76; Paul. v. Aegina V, 59.

[200] Durch diese Differenz stellt sich jedoch die Frage, wie im Folgenden diesem Problem begegnet wird. Wie jedoch in Kapitel 6.3.1 erwähnt, wird bei der Analyse der Antidote ein zweigleisiges Verfahren präferiert. Alternativ wäre die alleinige Verwendung der Antidote von Galen denkbar.

*Tabelle **13**: Daten zu Therapie, Symptomatik und Exposition (Ex.) von Bleiglätte. In eckigen Klammern [...] wird der Verwendungszweck vermerkt. In runden Klammern (...) finden sich ergänzende Angaben. Geschweifte Klammern {...} werden verwendet, um Antidote auf gleicher Ebene kenntlich zu machen.*

	Therapie	Symptome	Ex
Scribonius Largus	> ausgelaugte Asche von Weinreben (in großer Menge) > Wasser + Thymianabsud > Wasser + Oreganoabsud	> ungeheure Schmerzen im Magen und Bauch > kalter Schweiß > blutunterlaufene Augen > Empfinden, als ob sich ein Stein im Bauch befindet. > Erstarrung im Bauch	oral (poto)
Dioskurides	> Milch [Erbrechen] > Öl + Hydromel > Öl + Feigenabsud > Feigenasche + Wein > Oregano + Asche > Oregano + Essig > Malvenabkochung	> Tod durch Ersticken	oral (z.B. ποθεῖσα)

Pseudo-Dioskurides	> Öl + Hydromel
	> Öl + Feigenabsud
	> Feigenasche + viel Wein
	> Asche d. Weinreben + viel Wein
	> {Oregano oder Weinreben} + {Asche oder Essig oder Süßwein}
	> Malvenabsud-Einlauf [Reinigung]
	> Malvenabsud [Schlüpfrigkeit zur Prävention einer Verletzung bei Versteinerung]
	> Antidote wie bei Pilzen:
	  > Weinrebenasche
	  > Birnbaum-Asche + Oxykraton + {Salz oder Natron}
	  > Hühnerei + Oxykraton + 1 Drachme ἀριστολοχία
	  > Wermut + Wein
	  > Honig +/ oder Wein
	  > Melisse + Natron
	  > Wurzel + Frucht der Panazee + Wein
	  > verbrannte Weinhefe + Wasser
	  > Kupferblüte + Weinessig
	  > Kohl
	  > Senf
	  > Kresse
		> Ersticken, wenn es versteinert	

Plinius	> Eselsmilch > Oregano + Asche + Wein > Öl der Traube des wilden Weinstocks		
Galen	> viel Filtrat der Weinrebenasche > Weinrebenasche + Wasser > Wasser + Thymianabsud > Wasser + Oreganabsud		oral (ποθῖσι)
A. Promotus	> Feigensaft + Wasser		oral? (λαφοῦσιν)
Oreib.		s. Dioskurides	s. Dioskurides
Aetios von Amida	> Öl + Hydromel > Absud von (Malve oder Bockshorn oder Feigen) > Einläufe aus diesen Absuden > Antidote wie bei Pilzen: (s. Dioskurides)	> Ersticken, durch Versteinerung	oral (potatum)
Paulos von Aegina	> Malvenabsud [Schlüpfrigkeit zur Prävention vor Zerkratzen] > Öl + Hydromel > Feigenabsud > Feigenasche > ausgelaugte Asche + viel Wein > Antidote wie bei Pilzen: (s. Dioskurides) > Abspülen (ἀποκλύζειν) mit Süßwein oder Malvenabsud	> Ersticken, wenn es versteinert	oral (ποθεῖσα)

11.1.2 Eigenschaften

Wie bereits bei Quecksilber existieren nicht viele Informationen zu den Eigenschaften von Gips. In der *De materia medica* wird mitgeteilt, dass sich Gips bei Kontakt mit Wasser verhärtet, weshalb es adhäsive Eigenschaften innehat.[201] Galen berichtet ferner, dass es aufgrund dieser Eigenschaft mit Heilmitteln gemischt wird, die zur Behandlung von Blutfluss eingesetzt werden. Dioskurides berichtet hierzu, dass Gips Blutflüsse, aber auch Schweißausbrüche anhalten kann, wobei dies wohl auf einer Verstopfung beruht, die bei Kontakt mit Blut bzw. Schweiß entsteht. Außerdem ist Gips imstande, aufgrund seiner erdigen oder steinernen Zusammensetzung zu trocknen. Zudem wirkt Gips adstringierend.[202]

11.1.3 Verwendung als Heilmittel

Nicander berichtet davon, dass eine Hand voll von Gips möglicherweise einen Schutz für eine Eisenhutvergiftung darstellt, wenn er mit Weißwein und Stängeln des ἀβρότονον gemischt wird.[203] Scribonius Largus meint des Weiteren, dass es bei heftigem Nasenbluten angewandt wird.[204] Überdies ist Gips eines von mehreren Bestandteilen einer Arznei, die die weiblichen Geschlechtsorgane reinigen soll. Das Gemisch soll sowohl von Geburten und Fehlgeburten reinigen, als auch als Abtreibungsmittel oder für τὰς ὑστερικὰς πνίγας gebraucht werden.[205] Somit findet man bei Gips neben der dermalen zusätzlich noch die vaginale und orale Applikation, allerdings immer in Kombination mit anderen Substanzen.

11.2 DAS ANTIKE TOXIKOLOGISCHE VERSTÄNDNIS VON GIPS

Zur Toxikodynamik von Gips gibt es ebenso wie bei Bleiweiß kaum Informationen. Zum einen sind die Symptome als Auswirkungen auf den menschlichen Organismus bekannt. Hierbei ist auffällig, dass alle Autoren außer Scribonius Largus nur das Ersticken als Symptom einer Gipsvergiftung nennen. Allerdings zeigt sich, dass gerade das Ersticken als Ursache für das Sterben verstanden worden ist. Dioskurides schreibt nämlich: ποθεῖσα δὲ κτείνει τῷ κατὰ πνιγμὸν τρόπῳ.[206] Im Kontext mit dem Ersticken findet sich bei Pseudo-Dioskurides zudem die

---

[201] s. Galen, *De simpl. med. fac. ac temp.* 9, 3, 6 = XII, 213-214 K.
[202] s. a.a.O.; Dioskurides, *De materia medica* V, 116.
[203] s. Nicander, *Alexipharmaka* V. 43-47.
[204] s. Scribonius Largus, *Compositiones* 46.
[205] s. Dioskurides, *De materia medica* V, 72, 3: „das Ersticken der Gebärmutter".
[206] Dioskurides, *De materia medica* V, 116. „Wenn Gips getrunken wird, vernichtet er durch Ersticken."

Information, dass dessen Ursache in der Petrifikation von Gips liegt. Dabei ist aber zu beachten, dass dies nicht die Giftwirkung *per se* beschreibt, denn diese ist als Wechselwirkung zwischen Gift und menschlichem Organismus definiert, sondern vielmehr seine Ursache. Wie jedoch diese Interaktion konkret vermutet wurde, wird nicht beschrieben und kann daher maximal mittels Spekulationen erfasst werden. Allerdings ist für diese zu erwähnen, dass es sich um eine orale und nicht um eine inhalative Exposition handelt. Zur Petrifikation ist nur noch hinzuzufügen, dass sie Scribonius Largus zufolge irgendwo im Bauch auftritt.

Neben dem Ersticken erwähnt dieser noch weitere Symptome, die zum einen ungeheure Schmerzen im Magen und Bauch sowie kalten Schweiß und blutunterlaufene Augen umfassen. Allerdings beschreibt er nicht, dass das Gips, wenn es versteinert, diese Symptome auslöst. Tatsächlich ergäbe es eine gewisse Logik zumindest für die starken Magen- und Bauchschmerzen. Da jedoch das Gefühl eines Steins überwiegt, scheint dies eher als ein einzelnes Symptom und nicht als Grund für die vorherigen Symptome angeführt worden zu sein.

Zu den Eigenschaften ist bekannt, dass es sich adhäsiv verhält, was sich in der Versteinerung zeigt, sowie trocknend und adstringierend wirkt. Aufgrund der bereits vorhandenen Informationen sind Rückschlüsse von den Eigenschaften auf die Toxikodynamik nicht möglich.

Insgesamt muss daher festgehalten werden, dass zwar die Auswirkungen von Gips bekannt sind, allerdings nicht beschrieben wird, wie die Petrifikation des Gipses das Ersticken induziert. Vielmehr wird nur erwähnt, dass es aus der Petrifikation von Gips resultiert und der Patient aufgrund dessen stirbt. Andere Verbindungen finden sich nicht.

11.3 THERAPIEMAßNAHMEN EINER INTOXIKATION DURCH GIPS[207]

Da bei den Antidoten einer Gipsvergiftung zwischen zwei unterschiedlichen Gruppen unterschieden wird, ist es an dieser Stelle notwendig, diese Unterscheidung ebenfalls zu präsentieren. Bei den Antidoten, die Galen und Scribonius Largus konsensual vermitteln, stimmen nur die wärmende und schneidende Qualität bei jeweils zwei der drei Autoren überein (s. Tabelle **14**).

---

[207] Als Quellen fungieren: Celsus, *De medic.* V, 1-16. Diosk.: *De mat. med.* I, 30.128; II, 118; III, 27.36; V, 9.117; s. dies. bei Beck 2020. Galen: *De simpl. med. temp. ac fac.* VI, 5, 4 = XI, 868-872 K.; 8, 7 = XI, 887 K.; VII, 12, 3 = XII, 66-67 K.; VIII, 15, 13 = XII, 91 K.; 18, 43 = XII, 132-133 K.; VIII, 19, 4 = XII, 138-140 K.; Israelson 1894, S. 56-58. 180; *De alim. fac.* II, 8 = VI, 570-573 K.; II, 42 = VI, 628-629 K.; III, 39 = VI, 738-742; Galen/Powell/Wilkins 2003, S. 76-77.101.148-149. Plinius, *nat. hist.* XX, 84, 222-228; XXII, 52, 112; XXIII, 117.

Tabelle 14: Tabelle der Antidote von Gips mit ihren Eigenschaften, wie sie beschrieben werden. Gemeinsamkeiten werden mittels individueller Markierung, sei sie farblicher, kursiver oder anderer Art, dargestellt. Schnittmenge beider Gruppen ist Oregano, weswegen es farblich hervorgehoben wurde.

Celsus	Plinius	Galen	Dioskurides	
Asche allgemein: > ätzend (zernagend)		Warme Kraft behaltend nach Auslaugung	> brennend/ätzend + Honig: > bei Bissen von Reptilien und Hunden + Essig: > vertreibt Darmwürmer, vertreibt Menstruation Als Pulver + Salz + Essig: > bei Pilzen > Diuretisch	**τέφρα**
Stark riechender: > Ansammlung zerteilend		> **Schneidend** > **Sehr wärmend (3. Grad)** > diuretisch > emmenagog > abortiv > reinigt Eingeweide >> hilft beim Aufbringen aus Brust und Lunge > Trocknend (3. Grad)	Als Abkochung + Honig: > + Essig + Honig: bei [Kalk, Gift] für [Tiere] (Wirk. < 1d) + Honig, gelutscht: > leichteres Abhusten der Stoffe aus Brust > reinigt Darm von schwarzen Teilen + emmenagog m=1 Oxybaphon + Hydromel:	**Thymian**
		> *zerschneidend* > *verdünnend* > *wärmend (3. Grad)*	1 Kotyle + Wasser: > abführend, reinigend (κσθαίρει) > schwächt Wirkung von Mitteln, die Geschwüre verursachen > erweichend > *den Darm erleichternd* > *Fleisch erweichend* **wärmend** > Absud + Wein: für [Bisse wilder Tiere] **wärmend** > schweißtreibend > adstringierend > Öl des wilden Ölbaums: adstringierend	**Oregano**
> (Geschwüre) zur Reife bringend, Eiter bewegend > Reinigend/abführend > erweichend		> Befeuchtend **(mäßig warm – μετρίος θερμόν)** Öl des wilden Feigenbaums: > reinigend > adstringierend	Zur Erweichung der Fäzes Für Personen, die zum Erbrechen gebracht werden sollen, + Olivenöl > tödliches Gift getrunken > Magen schwächend/schwer verdaulich	**Öl**
	Warm gemacht: > Erbrechen + Olivenöl > gut gegen Bleiweißvergiftung *Magenschmerzen lindernd*	Unvollständig gekocht: > Blähungen in Magen und Darm Abgeschäumt: > nicht blähend > diuretisch **(Mäßig warm)** Dick, zähflüssig	> Erleichtert Darm nützlich für Eingeweide Abkochung: > gegen nagende Schmerzen der Eingeweide	**Hydromel**
	Lauwarmer Absud, aufgestrichen: > Steinleiden, Blähung, Leibschmerzen, Für [Bleiweiß] hilfreich [Spitzmaus, Wespen und ähnlicher Tiere] > vor allem gegen Skorpione Gegen [alle Stiche] wirksam	> **Sanft zerstreuend** > Kurzzeitig erweichend Mit Wurzeln gekochte Brühe: > für [alle tödliche Gifte] >> ständiges Übergeben > Bisse giftiger Spinnen	Für Wespen- und Bienenstiche Rohe Blätter, mit Olivenöl zermahlen: > immun gegen Stiche	**Malve**
Trockene Feigen: > reinigend/abführend > **Ansammlungen zerteilend** > erweichend	Saft d. Absud: > für Reißen der Blase, *Eingeweide* Saft der Feige: > Geschwüre öffnend, emmenagog > *Leib öffnend abführend* für Skorpionengift, Insektenstiche	> **Schneidend** > Verdünnend *Eingeweide reinigend* Bewegt sich gut im Magen und leicht im gesamten Körper Besonders reinigend Trockene Feigen: > **warm (1.-2. Grad)** > feinteilig >> kocht/verdaut Hartes > *zerteilend*	Trockene Feigen: > **wärmend** > *Bauch lockernd abführend* Saft des Feigenbaums: > hilft bei Stichen (Skorpion), Leid durch giftige Tiere, [Gegenmittel bei Gips, Skorpionen] *Darmbeschwerden* reinigt + absorbiert überflüssige Stoffe geeignet für ätzende Medikamente Asche der verbrannten Zweige:	**Feigen**

Bei der zweiten Gruppe wird teilweise berichtet, dass Malvenabsud eingesetzt wurde, um Schlüpfrigkeit zu verursachen. Abgesehen von dieser Information lassen sich den Antidoten die wärmende, zerschneidende bzw. zerstreuende und erweichende Qualität übereinstimmend entnehmen. Diesen ist noch ein positiver Effekt auf den Verdauungstrakt sowie der Einsatz bei Vergiftungen hinzuzufügen.

11.4 Auswertung der Daten zur Therapie

Die präferierten Antidote zu Gips weisen schneidende und wärmende Eigenschaften auf. Während eine wärmende Eigenschaft eher nicht das relevante Kriterium zu sein scheint, weil zu Gips keine Angaben zur aktiven Primärqualität gemacht werden, könnte die schneidende Qualität ausschlaggebend sein. Denn durch die zerschneidende δύναμις wären die Antidote imstande, das versteinerte Gips zu zerkleinern. Damit würde der Giftwirkung vorgebeugt. Sofern also bei der Wahl der Antidote eine logische Grundlage vorliegen sollte, was angesichts der fehlenden Stringenz bei den anderen mineralischen Giften nicht von vornherein angenommen werden darf, dann wäre die Wahl der schneidenden Antidote sinnvoll.

12 ZINNOBER

Zu den mineralischen Giften gehört zuletzt Zinnober, welches nur bei Plinius als Gift verstanden wird: *at, Hercules, medici, quia cannabarim vocant, utuntur hoc minio, quod venenum esse paulo mox docebimus.*[208] Abgesehen von pharmakologischen Eigenschaften finden sich jedoch keinerlei toxikologische Angaben zu Zinnober.

Wie allerdings bereits aus Plinius' Zitat deutlich wird, haben die Autoren vor ihm Zinnober mit anderen Substanzen verwechselt. Allerdings zeigt sich, dass nicht nur die von Plinius genannten, sondern eigentlich alle antiken Autoren Mennige, Drachenblut und Zinnober miteinander verwechselt haben[209], woraus das Fehlen toxikologischer Fakten resultieren mag.

12.1 EIGENSCHAFTEN

Im Werk *De materia medica* wird zu Zinnober berichtet, dass es dieselben Eigenschaften wie Hämatit habe. Sollte diese Angabe zutreffen, dann hat Zinnober adstringierende (στυπτικός), wärmende (θερμαντικὸς πορῶς), verdünnende (λεπτυντικός) und in Verbindung mit Honig reinigende Eigenschaften (σμηκτικός).[210] Celsus bestätigt die reinigende Qualität von Zinnober.[211] Sollte Galen ebenfalls von Zinnober sprechen, dann ist Zinnober mäßig ätzend, aber adstringierend, was mit den Angaben des Dioskurides übereinstimmt.[212]

Allerdings sind die Angaben aufgrund der Verwechslungen der drei Substanzen zumindest anzuzweifeln. Das einzige, was nahezu sicher zum toxikologischen Verständnis von Zinnober gesagt werden kann, ist die Beobachtung, dass diejenigen, die in der Nähe einer μίνιον-Mine wohnen, etwas vor dem Mund tragen, um nicht die Luft einzuatmen.[213]

12.2 VERWENDUNG ALS HEILMITTEL

Dioskurides berichtet im Zusammenhang mit Zinnober, dass es sich gut eignet als Augenheilmittel, weil es adstringiert. Aus diesem Grund wirkt es bluthemmend und eignet sich

---

[208] Plinius, *naturalis historia* XXXIII, 38, 116. „Aber, beim Herkules, die Ärzte verwenden dieses Zinnober, weil sie es *kinnabaris* nennen. Dieses ist jedoch, wie wir in Kürze lehren werden, ein Gift."
[209] s. Goltz 1972, S. 148–150.
[210] s. Dioskurides, *De materia medica* V, 94, 3; ebd. V, 126, 1.
[211] s. Celsus, *De medicina* V, 5.
[212] s. Galen, *De simpl. med. fac. ac temp.* 9, 3, 12 = XII, 221 K.
[213] s. Dioskurides, *De materia medica* V, 94, 1.

mit einer Salbe zur Behandlung von Verbrennungen und Pusteln. Plinius hingegen erlaubt, weil er Zinnober als giftig ansieht, maximal einen Einsatz von Zinnober zur Blutstillung einer Wunde an Kopf oder Leib.[214]

---

[214] s. ebd. V, 94, 3; Plinius, *naturalis historia* 33, 41, 124.

13 ÜBERGREIFENDE ERGEBNISSE

Das erste Auffällige aus den Ergebnissen der vorherigen Kapiteln ist die Tatsache, dass keines der mineralischen Gifte absolut gleich ist. Gleichzeitig kristallisiert sich aus den mineralischen Giften eine Gruppe heraus, deren Giftwirkung als identisch oder zumindest sehr ähnlich verstanden worden ist. Diese Gruppe besteht aus Bleiglätte, Quecksilber, Auripigment und wahrscheinlich Realgar, eventuell noch Kalk.

Des Weiteren wird anhand der gesammelten Daten deutlich, wie unterschiedlich weit die Vorstellungen zur mineralischen Toxikologie griffen. Während bei Zinnober grundsätzlich nur bekannt ist, dass Plinius es als giftig verstand und deswegen keinen großen pharmazeutischen Einsatz empfahl, werden bei den übrigen die wesentlichen Eckdaten zu Eigenschaften, Symptomen, Exposition und Therapie, vielleicht auch noch zur Todesursache überliefert. Ein Beispiel hierfür ist Gips. Bei denen, deren Toxikodynamik nicht beschrieben wird, sind allerdings nur selten konkrete Verbindungen zwischen diesen Eckdaten erkennbar. Einzig bei Bleiweiß lassen sich das Delirium und die Trockenheit mit den Primärqualitäten erklären. Die übrigen Symptome werden nicht erörtert.

Derartige Vernetzungen finden sich dafür öfters bei den mineralischen Giften, von denen bekannt ist, dass sie mittels Zersetzung töten. Es zeigt sich allerdings, dass die Vorstellungen zur Giftwirkung mit den übrigen Daten häufig nur solange kompatibel sind, als sie sich auf die Todesursache beziehen. Viele Fragen, wie die übrigen beschriebenen Symptome erklärt werden, bleiben offen. Das Konzept der Giftwirkung ist somit ausreichend, um die Giftwirkung zu erklären, geht aber nicht darüber hinaus. Nur bei Auripigment und vielleicht noch Realgar lässt sich eine nahezu vollständige klinische Toxikologie vermuten, welche wahrscheinlich aber nur durch den Umstand zustande kommt, dass keine Symptome außerhalb des Verdauungssystems genannt werden.

Da ein gemeinsames Konzept, in dem die Toxikodynamik, die Symptome und die Antidoten vollständig verbunden werden, in der Antike nicht existierte und die verbindenden Konzepte, sofern sie überhaupt vorlagen, mangelhaft sind, ist anzunehmen, dass kein besonderes Interesse darin bestand, ein vollständiges toxikologisches Konzept aufzustellen. Besonders deutlich wird dies bei der Therapie, die ja offensichtlich überhaupt keinen Bezug zur Humoralpathologie hat. Dafür spricht auch, dass nur für Quecksilber, Auripigment und Bleiglätte die konkrete Giftwirkung beschrieben wird. Bei den anderen gibt es dazu keine konkreten Angaben. In diesem Zusammenhang ist darauf hinzuweisen, dass Galen die Giftwirkung in der ersten toxikologischen Schaffensperiode postuliert, in der er sich nur bedingt mit der Toxikologie beschäftigt. In der zweiten Phase, in der er sich intensiv der Toxikologie widmete, finden sich derartige Angaben wiederum nicht. Dies gilt zumindest für das Werk *De antidotis*.

Dieser Umstand wird insbesondere dann bedeutsam, wenn die Beschreibungen der Symptomatik aus der Antike mit denen der Moderne verglichen werden, wie es in Tabelle **15** für die Bleiweißvergiftung zu sehen ist. Die Tatsache, dass so viele Symptome einer Bleivergiftung bekannt gewesen sind und gleichzeitig fast gar keine verbindenden Konzepte vorliegen, welche die Eckdaten miteinander verbinden, beweist, dass es den antiken Autoren bei den mineralischen Giften wahrscheinlich nicht darum ging, die bekannten Daten und Fakten zu einer gemeinsamen theoretischen Konzeption der Toxikodynamik zu verknüpfen. Der Fokus der mineralischen Toxikologie liegt auf der Sammlung von Eckdaten und insbesondere auf dem der Behandlung. Dies belegt wiederum die Beobachtung, dass sich die Texte giftübergreifend häufiger auf die Therapie und Antidote fokussieren als auf die Symptomatik.

*Tabelle **15**: Vergleich der Symptome mit der modernen klinischen Toxikologie.*

Symptomatik Antike	Symptomatik akute Vergiftung[215]	Symptomatik chronische Vergiftung
> Schaum am Zahnfleisch > weiße Zunge, Interdentalraum, Färbung v. Gaumen und Zähne > trockene Zunge + Schlund > Schluckauf + Auswurf > Müdigkeit/Schläfrigkeit, Halluzinationen, Delirium > Schwindel > Abkühlung > Einschränkung d. Bewegung (s. Tabelle **11**).	> Erbrechen > heftige Darmkolik > Anämie + Blutdruckabfall > Schäden an ZNS[216], Leber, Niere > Zusatzblutungen d. Frau + Fehlgeburt > Untertemperatur > Bleisaum	> Müdigkeit, Appetitlosigkeit, Kopfschmerzen, Tremor, Schwindel, > evtl. Halluzinationen, Krämpfe, Koma > Verwirrtheit > Bleianämie > Bleikolik + Verstopfung > Schrumpfniere > Lähmungen > bleierne Hautfarbe (Bleikolorit) > Schrumpfniere

Galen und Dioskurides sind die einzigen Autoren, die versucht haben, eine Theorie zu entwickeln, die einzelne Elemente miteinander verknüpft. Galens besondere Leistung ist hierbei, die Giftwirkung mit der Humoralpathologie zu verknüpfen, indem er die Giftwirkung mit der wärmenden Primärqualität in Verbindung setzt. Wegen dieser Verknüpfung lässt sich sagen, dass das Abstraktionsniveau bei den Vorstellungen zur Toxikodynamik in der Antike gestiegen ist.

---

[215] Alle Angaben beruhen auf folgenden Quellen: Karow/Lang-Roth 2015, S. 1201-1202; Kuschinsky/Lüllmann/Mohr 1993, S. 605-606; Geisslinger/Menzel/Gudermann et al. 2020, S. 1195-1197.
[216] ZNS = Zentrales Nervensystem.

Es sei an dieser Stelle noch darauf hingewiesen, dass die Gifte, die durch Zersetzung töten, ausgehend von der Galenischen Vorstellung zu der zweiten Gruppe an Pharmaka gehören. Bei den anderen lässt sich das aufgrund fehlender Angaben nicht bestimmen.

Des Weiteren ist für die Antidote zu ergänzen, dass maximal die Antidote für die Behandlung einer Bleiweißintoxikation nach dem Heilprinzip *contraria contrariis* geeignet sind. Die anderen wurden aber mit nahezu absoluter Sicherheit nicht auf Grundlage dieses Heilprinzips eingesetzt, da sie nicht die notwendige konträre Eigenschaft aufweisen. Hiervon ausgehend müssten die mineralischen Gifte als kalte Gifte behandelt worden sein. Eine Hypothese, die zu prüfen wäre, ist die, dass die Behandlung pauschal auf Gifte im Allgemeinen ausgerichtet war, die ja mehrheitlich kühlten. Als bestätigendes Indiz kann die überdurchschnittlich häufige Kombination der Primärqualitäten „warm" und „trocken" angeführt werden[217]. Dieser Umstand kann daraufhin hindeuten, dass eine theoretische Grundlage bei der Verwendung der Antidote existiert hat. Dagegen spräche allerdings, dass sich die Wahl der Antidote zwischen den mineralischen Giften unterscheiden.

Das einzige Antidot, was eine andere theoretische Fundierung aufweisen könnte, ist Milch im Zusammenhang mit der Behandlung von Quecksilber. Diese Fundierung beruht allerdings nicht auf der Humoralpathologie, sondern vielmehr auf der primitiven Vorstellung, dass Milch den Magen mit einem Schutzbelag versehen kann, welcher vor der kaustischen Wirkung von Quecksilber schützt, wie es Lendle beschreibt.[218] Ebenfalls sinnvoll könnten die reinigenden, diuretischen und abführenden sowie im Kontext zu Gips zerschneidenden Qualitäten der Antidote sein.

Weiter fällt bei einem Vergleich zur heutigen Toxikologie auf, dass die mineralischen Gifte differenziert behandelt und verstanden wurden (Bleiglätte, Bleiweiß, elementares Blei), während heutzutage nur von einer Blei-, Quecksilber- oder Arsenvergiftung in der Toxikologie gesprochen wird. Dies wird vermutlich in der Denkweise der Antike liegen, alle Substanzen als eine κρᾶσις von Elementen zu denken. Bleiglätte, Bleiweiß und elementares Blei haben unterschiedliche Beschaffenheiten und Qualitäten, während in der Moderne bekannt ist, dass alle Bleiverbindungen das Zentralatom Blei verbindet.

---

[217] Selbst bei einer Wahrscheinlichkeit von 0,5 (Gegensatz kalt-warm; trocken-feucht) sind nur bei 4,5 von allen 18 genannten Antidoten diese Kombinationen zu erwarten. Es sind allerdings sieben Antidote. Besonders deutlich wird dies bei den Antidoten von Quecksilber und Bleiglätte.
[218] s. Kapitel 3.4; Fn. 67.

14 DISKUSSION DER ERGEBNISSE

Ein wesentliches Grundproblem für diese Arbeit besteht in den fehlenden kritischen Ausgaben mancher Texte. Hierzu gehören insbesondere manche Werke von Galen, wie z.B. *De simplicium medicamentorum temperamentis ac facultatibus*, sowie der Text von Aetios von Amida. Von diesem liegt eigentlich nur die lateinische Übersetzung vor, die zudem noch mehrere Jahrhunderte nach dem Original veröffentlicht wurde, und die Bücher von Pseudo-Dioskurides. Dieses Problem ließ sich jedoch nicht umgehen. In diesem Kontext besteht eine weitere Fehlerquelle in der Nichtverwendung weiterer Literatur, weil auf sie nicht zugegriffen werden konnte, wie z.B. Galens περὶ ζῴων φθαρτικῶν.

Im Rahmen des abgesteckten Forschungsrahmens wurde zudem darauf geachtet, möglichst Angaben, die konkret beschrieben werden, und so wenig wie möglich interpretative Fakten zu verwenden, um die Erkenntnisse auf einer sicheren Basis zu erklären, da Forschungsdaten zu diesem Thema fehlen. Allerdings kann gerade dieses Vorgehen Nachteile bringen, denn dadurch können relevante Fakten und Daten für die Analyse übersehen werden, die eventuell das Verständnis der Antike zu mineralischen Giften noch deutlich vertiefen könnten. Dies wird insbesondere dann ein Problem, wenn diese interpretativen Daten Paradoxien verursachen, wodurch die Ergebnisse nicht mehr korrekt sind.

Allerdings lassen sich die Ergebnisse durch dieses Vorgehen als zuverlässig deklarieren. Dies gilt genauso für die giftübergreifenden Erkenntnisse, denn all diese basieren grundsätzlich auf den Daten, die die antiken Autoren in ihren Werken überlieferten. Missverständnisse sind zwar grundsätzlich nicht auszuschließen, aber die Daten und Fakten sind selbst in Nicanders Lehrgedicht so direkt beschrieben, dass Missverständnisse nur sehr selten aufgetreten sein dürften.

Eine wesentliche Ausnahme hiervon stellen die Antidote dar. Denn um auf diese Informationsquelle zuzugreifen, musste eine essentielle Annahme getroffen werden, auf der alle Daten letztlich basieren. Um im Rahmen der möglichen Ressourcen für diese Arbeit zu verbleiben und gleichzeitig möglichst valide Ergebnisse, wurden einige notwendige Kompromisse getroffen. Zum einen wurden nur bestimmte Antidote berücksichtigt, deren Beschaffenheit größtenteils eindeutig war. Um nun, wie das Thema der Arbeit impliziert, nicht nur autorenspezifische, sondern vielmehr allgemeingültige Erkenntnisse zu erhalten, wurden nur die übergreifenden Eigenschaften dieser Antidote berücksichtigt, sodass viele individuelle

Informationen vernachlässigt worden sind. Es wäre allerdings sinnvoller gewesen, an dieser Stelle wie bei der Toxikodynamik zunächst autorenspezifisch zu schauen, welche Antidote es gibt, ferner ob es Überschneidungen gibt, um dann generelle Schnittmengen zu bekommen. Alle diese Schritte waren hier nicht möglich. Die Ergebnisse der Untersuchung der Antidote lassen jedoch eher nicht den Schluss zu, dass die Verwendung der Antidote auf einer Logik aufbaut, die mit den mineralischen Giften zusammenhängt. Da nun aus der Analyse keine weitreichenden Ergebnisse herausgekommen sind, ist die Wahrscheinlichkeit, einen Bezug zum antiken Verständnis der mineralischen Gifte zu finden, bei einer noch höheren Anzahl an Antidoten eher gering, obgleich es nicht ausgeschlossen werden kann. Gleichzeitig ist bei den Antidoten zu berücksichtigen, dass nur eine Auswahl von Texten herangezogen wurde, aber nicht alle.

Eine weitere potentielle Fehlerquelle besteht in der fehlenden autorenspezifischen Differenzierung der Analyse, obwohl die Informationen auf diese Weise präsentiert wurden. Das Problem hierbei ist, dass so manches Mal die Daten nicht in ihrem originalen Kontext behandelt werden. Allerdings gibt es zu toxikologischen Daten der mineralischen Gifte nur sehr wenige konkrete Informationen, sodass alle Informationen eine Bedeutung hatten.

Hierzu müssen zwei Aspekte, die eng zusammenhängen, erwähnt werden. Der erste ist die Tatsache, dass alle toxikologischen Werke sich in einem Beziehungsgeflecht befinden[219], wobei immer wieder Daten früherer Autoren aufgegriffen worden sind. Ähnlichkeiten im Verständnis sind somit wahrscheinlich. Ferner ist zu vermerken, dass sich nahezu alle Daten aller Autoren z.B. bezüglich Quecksilber oder Bleiglätte entsprechen und zudem hinsichtlich einer Toxikodynamik ein logisch stringentes Gesamtbild abgeben. Die Daten müssen sich somit vernünftig ergänzt haben, was in einer geringen Fehlerwahrscheinlichkeit durch diese Fehlerquelle resultiert.

Damit ist insgesamt festzuhalten, dass es im Rahmen des Designs durchaus einige Fehlerquellen gibt, aber die Fehlerwahrscheinlichkeit der angeführten Daten eher überschaubar bleiben dürfte. Allerdings fehlen weitere Forschungsdaten, um diese adäquat einschätzen zu können. Überdies ist es unmöglich, das Fehlerpotential zu ermessen, das aus den fehlenden Werke resultiert.

---

[219] s. Ihm 1995, S. 10.

15 FAZIT UND AUSBLICK

Zusammenfassend kann die anfänglich Forschungsfrage, wie das antike Verständnis in Hinsicht auf mineralische Gifte aussah, folgendermaßen beantwortet werden:

Die Ergebnisse der vorliegenden Untersuchung belegen, dass die Antike in Bezug auf die mineralischen Gifte ein geringes toxikologisches Verständnis aufwies. Vielmehr beruht die antike mineralische Toxikologie insbesondere auf dem Wissen von toxikologischen Eckdaten, die in den ersten beiden Unterkapiteln der Kapitel 6 bis 12 nachgelesen werden können. Diese treten in der antiken Literatur zahlreich auf. Überdies weisen die antiken Vorstellungen zur Toxikodynamik, sofern diese überhaupt vorliegen, ausschließlich für die Todesursache eine hinreichend logische Stringenz auf, sind jedoch für die übrigen Symptome grundsätzlich ungenügend. Weitere Verbindungen zwischen den Primärqualitäten, Symptomen und Antidoten existieren eher selten. Die Antidote sind ebenfalls größtenteils ungeeignet, falls die Ursache für deren Verwendung in der Humoralpathologie basierte. Dies lässt darauf schließen, dass die Verwendung der Heilmittel zumindest für die mineralischen Gifte nicht auf der Humoralpathologie beruht.

Weitere potentielle Forschungen können sich zum einen mit der Frage befassen, ob weitere Fakten in den anderen Werken existieren, die die hier aufgestellten Thesen widerlegen oder bestätigen. Zum anderen ist zu überprüfen, ob die überdurchschnittlich häufige vorkommende Kombination der Primärqualitäten „warm" und „trocken" zufällig vorkommt oder ob sich dahinter ein tieferer Sinn verbirgt. In diesem Kontext wäre zu prüfen, ob die These der pauschalen Behandlung von Giften unabhängig von ihrer Primärqualität zulässig ist oder nicht. Weiter kann untersucht werden, ob die Ergebnisse unter Verwendung eines zeitlichen Parameters an den Ergebnissen etwas ändern würden. Nicander z.B. erwähnt nur Bleiweiß und Bleiglätte und verwendet gleichzeitig Gips als Antidot. Zwei Jahrhunderte später wird Gips als Gift deklariert. Eine andere Forschungsarbeit könnte der Frage nachgehen, wie die einzelnen Autoren mineralische Gifte verstanden haben. Vielleicht gibt es Unterschiede, die die Ergebnisse dieser Arbeit unter einen anderen Blickwinkel sehen lassen. Die pharmazeutische Verwendung wurde ebenfalls nicht untersucht und stellt daher ein weiteres mögliches Forschungsgebiet dar.

LITERATURVERZEICHNIS

PRIMÄRLITERATUR

Aetii Medici Graeci Contractae Ex veteribus medicinae tetrabiblos, hoc est quaternio, id est libri uniuersales quatuor, singuli quatuor sermones complectentes, ut sint in summa quatuor sermonum quaterniones, id est sermones XVI. per Ianum Cornarium Medicum Physicum Latein conscripti, Basileae 1542. Onl. verfügbar unter: https://www.digitale-sammlungen.de/de/view/bsb11199024 (Zul. onl. 21.01.2025).

A. Cornelii Celsi quae supersunt rec. F. Marx, Leipzig 1915 (CML I).

C. Galeni Opera omnia. editionem curavit D.C.G. Kühn, tomi I-XX, New York 2011 ([1]Leipzig 1821-1833).

Galeni De temperamentis libri III rec. G. Helmreich, Leipzig 1904. Online verfügbar unter: https://cmg.bbaw.de/epubl/online/wa_galen_temp.php (Zul. bes. 21.01.2025).

Hippocratis De natura hominum, ed., in linguam francogallicam vertit, comment. est J. Jouanna (CMG I, 1, 3).

Ihm, S.: Der Traktat περὶ τῶν ἰοβόλων θηρίων καὶ δηλητηρίων φαρμάκων des sog. Aelius Promotus. Erstedition mit textkritischem Kommentar, Wiesbaden 1995.

Nicander, The poems and poetical fragments edited with a translation and notes by A.S.F. Gow and A.F. Scholfield, New York 1979 ([1]1953).

Oribasii Collectionum medicarum reliquiae, vol. II libros IX-XVI continens, ed. I. Raeder (CMG VI, 1,2), Leipzig 1929.

Oribasii Collectionum medicarum reliquiae, vol. IV libros XLIX – L, libros incertos, Eclogas medicamentorum indicem continens, ed. I. Raeder (CMG VI, 2,2), Leipzig 1933.

Paulos Aeginata, ed. I.L. Heiberg. pars altera. libri V-VII (CMG IX 2), Leipzig 1924.

Pedanii Dioscoridis Anazarbei De materia medica libri quinque ed. M. Wellmann. Volumen I quo continentur libri I et II, Berlin 1907. Online verfügbar unter: https://cmg.bbaw.de/epubl/online/wa_dioscurides_mat_med_lib_1_2.php (Zul. bes. 21.01.2025).

Pedanii Dioscoridis Anazarbei De materia medica libri quinque ed. M. Wellmann. Volumen II quo continentur libri III et IV, Berlin 1907. Online verfügbar unter: https://cmg.bbaw.de/epubl/online/wa_dioscurides_mat_med_lib_3_4.php (Zul. bes. 21.01.2025).

Pedanii Dioscoridis Anazarbei De materia medica libri quinque ed. M. Wellmann. Volumen III quo continentur liber V, Crateuae Sextii Nigri fragmenta, Dioscuridis liber de Simplicibus, Berlin 1958 ([1]1914).

Pedanii Dioscoridis Anazarbei libri περὶ δηλητηρίων, ἰοβόλων καὶ εὐπορίστων spurii ed., interpret. est, comm. in omnes Dioscoridi adscr. libros indicibusque nec. auxit C. Sprengel, Leipzig 1830. Onl. verfügbar unter: https://archive.org/details/medicorumgraeco00hippgoog/page/n10/mode/2up?view=theater (Zul. bes. 21.01.2025).

C. Plini Secundi naturalis historiae libri XXXVII post Ludovici Iani Obitum rec. et script. discrep. adiecta ed. C. Mayhoff. Vol. III. Libri XVI-XXII, Stuttgart 1967 ([1]1892).

C. Plini Secundi naturalis historiae libri XXXVII post Ludovici Iani Obitum rec. et script. discrep. adiecta ed. C. Mayhoff. Vol. IV. Libri XXIII-XXX, Stuttgart 1967 ([1]1897).

C. Plinius Secundus, naturalis historia. Libri XXXVII. post Ludovici Iani Obitum rec. et script. discrep. adiecta ed. C. Mayhoff. Vol. V. Libri XXXI-XXXVII, München/Leipzig 2002 ([1]1897).

C. Plinius Secundus d.Ä., Naturkunde. Lateinisch-Deutsch. Buch XX. Medizin und Pharmakologie: Heilmittel aus den Gartengewächsen. Hrsg. und übers. v. R. König und G. Winkler, in Zusammenarbeit mit K. Bayer, München 1998 ([1]1979).

C. Plinius Secundus d.Ä., Naturkunde. Lateinisch-Deutsch. Bücher XXI/XXII. Medizin und Pharmakologie: Heilmittel aus dem Pflanzenreich. Hrsg. und übers. v. R. König und G. Winkler, in Zusammenarbeit mit K. Bayer, Düsseldorf/Zürich 1999 ([1]1985).

C. Plinius Secundus d.Ä., Naturkunde. Lateinisch-Deutsch. Buch XXIII. Medizin und Pharmakologie: Heilmittel aus Kulturpflanzen. Hrsg. und übers. v. R. König und G. Winkler, in Zusammenarbeit mit K. Bayer, München 1993.

C. Plinius Secundus d.Ä., Naturkunde. Lateinisch-Deutsch. Buch XXV. Medizin und Pharmakologie: Heilmittel aus wild wachsenden Pflanzen. Hrsg. und übers. v. R. König, in Zusammenarbeit mit J. Hopp und W. Glöckner, Zürich 1996.

C. Plinius Secundus d.Ä., Naturkunde. Lateinisch-Deutsch. Bücher XXVI/XXVII. Medizin und Pharmakologie: Heilmittel aus Pflanzenreich. Hrsg. und übers. v. R. König, in Zusammenarbeit mit G. Winkler, Düsseldorf 2007 ([1]1983).

C. Plinius Secundus d.Ä., Naturkunde. Lateinisch-Deutsch. Buch XXVIII. Medizin und Pharmakologie: Heilmittel aus dem Tierreich. Hrsg. und übers. v. R. König in Zusammenarbeit mit G. Winkler, München/Zürich 1988.

C. Plinius Secundus d.Ä., Naturkunde. Lateinisch-Deutsch. Buch XXXIII. Metallurgie. Hrsg. und übers. v. R. König in Zusammenarbeit mit G. Winkler, Düsseldorf 2007 ([1]1984).

C. Plinius Secundus d.Ä., Naturkunde. Lateinisch-Deutsch. Buch XXXVI. Die Steine. Hrsg. und übers. v. R. König in Zusammenarbeit mit J. Hopp, Düsseldorf 2007 ([1]1992).

Scribonii Largi Compositiones ed. Sergio Sconocchia, Leipzig 1983.

Scribonii Largi Compositiones ed., in ling. ital. vert., comment. est Sergio Sconocchia (CML II 1), Berlin 2020.

ÜBERSETZUNGEN

Aristoteles, Problemata Physica, übers. und erläutert von H. Flashar, Berlin 1991 ([1]1962).

Galen, On the Properties of Foodstuffs (*De alimentorum facultatibus*). Introduction, translation and commentary by O. Powell, with a foreword by J. Wilkins, New York 2003.

Pedanius Dioscorides of Anazarbus, De materia medica translated by Lily Y. Beck, Hildesheim 2020 ([1]2005).

Scheller, E.: Celsus. Über die Arzneimittelwissenschaft in acht Büchern, Darmstadt 1967 ([1]1906).

Schonack, W.: Die Rezepte des Scribonius Largus, zum ersten Mal vollständig ins Deutsche übersetzt und mit ausführlichem Arzneimittelregister versehen v. W. Schonack, Jena 1913.

SEKUNDÄRLITERATUR

Inhaltlich

Artelt, W.: Studien zur Geschichte der Begriffe „Heilmittel" und „Gift". Urzeit – Homer – Corpus Hippocraticum, Darmstadt 1968 ([1]1937).

Cilliers, L./Retief, F.P.: Poisons, poisonings and the drug trade in ancient Rome, Akroterion 45, 2000, 88-100.

Cilliers, L./Retief, F.: Lead poisoning and the Downfall of Rome: Reality or Myth? In: P. Wexler, Toxicology in Antiquity, San Diego 2019 ([1]2014, 2015), 221-229.

Delile, H./Blichert-Toft, J./Goiran, J.-P. et al: Lead in ancient Rome's city waters, Proceedings of the National Academy of Sciences 111 (18), 2014, 6594-6599.

Gilfillan, S.C.: Lead poisoning and the Fall of Rome, Journal of Occupational Medicine 7 (2), 1965, 53-60.

Goltz, D.: Studien zur Geschichte der Mineralnamen in Pharmazie, Chemie und Medizin von den Anfängen bis Paracelsus, Wiesbaden 1972.

Goltz, D.: Säfte, Säftelehre, in: J. Ritter (Hg.): Historisches Wörterbuch der Philosophie. Band 8. R-Sc, Darmstadt 1992, 1119-1126.

Gundert, B.: Humoralpathologie, in: K.-H. Leven (Hg.): Antike Medizin. Ein Lexikon, München 2005, 436-441.

Harig, G.: Die antike Auffassung vom Gift und der Tod des Mithridates, NTM-Schriftenr. Gesch. Naturwiss., Technik,   Med. 14 (1), 1977, 104-112.

Hodge, A.T.: Vitruvius, Lead pipes and Lead Poisoning, American Journal of Archaeology 85 (4), 1981, 486-491.

Horstmanshoff, M.: Ancient medicine between hope and fear: medicament, magic and poison in the Roman Empire, European Review 7 (1), 1999, 37-51.

Ihm, S.: Gift, in: K.-H. Leven (Hg.): Antike Medizin. Ein Lexikon, München 2005, 358-360.

Israelson, L.: Die „materia medica" des Klaudios Galenos, Jurjew 1894.

Lendle, L.: Milch als Antidot bei Vergiftungen in medizinhistorischer Kritik, Sudhoffs Archiv für Geschichte der Medizin und der Naturwissenschaften 37 (3/4), 1953, 283-289.

Needleman, L./Needleman, D.: Lead Poisoning and the Decline of the Roman Aristocracy, Echos du monde classique: Classical news and views 29 (1), 1985, 63-94.

Preiser, G.: Zur Geschichte und Bildung der Termini Pharmakologie und Toxikologie, Medizinhistorisches Journal 2 (2), 1967, 124-134.

Richter, T.: Gifte, in: W.E. Gerabek/B.D. Haage/G. Keil et al. (Hgg.): Enzyklopädie Medizingeschichte Band 1. A-G, Berlin 2007, S. 494-495.

Riddle, J.M.: Dioscorides on pharmacy and medicine, Austin 1985.

Scarborough, J.: The Myth of Lead Poisoning among the Romans: An Essay Review, Journal of the History of Medicine and Allied Sciences 39 (4), 1984, 469-475.

Schulze, C.: Die pharmazeutische Fachliteratur in der Antike. Eine Einführung, Göttingen 2007 (^{1}2000).

Sigerist, H.E.: Studien und Texte zur frühmittelalterlichen Rezeptliteratur, Leipzig 1923.

Teichfischer, P.: Tiergifte als Heilmittel – Ein Beitrag zur Geschichte der antiken Medizin, Medizinhistorisches Journal 50 (4), 2015, 319-356.

Touwaide, A.: Galien et la toxicologie, in: Haase, W./Temporini, H.: Aufstieg und Niedergang der römischen Welt (ANRW). Geschichte und Kultur Roms im Spiegel der neueren Forschung. Teil II: Principat. Band 37: Philosophie, Wissenschaften, Technik. 2. Teilband: Wissenschaften (Medizin und Biologie [Forts.]), Berlin 1994, 1887-1986.

Touwaide, A.: Les poisons dans le monde antique et byzantin : introduction à une analyse systémique, Revue d'histoire de la pharmacie 290, 1991, 265-281.

Waldron, H.A.: Lead poisoning in the ancient world, Medical History 17 (4), 1973, 391-399.

Winkler, L.: Galens Schrift ‚De Antidotis'. Ein Beitrag zur Geschichte von Antidot und Theriak, Marburg/Lahn 1980.

Autorenspezifisch

Cardauns, B.: Scribonius Largus, in: W.E. Gerabek/B.D. Haage/G. Keil et al. (Hgg.): Enzyklopädie Medizingeschichte Band 1. A-G, Berlin 2007, 1312.

Garzya, A.: Aetios von Amida, in: K.-H. Leven (Hg.): Antike Medizin. Ein Lexikon, München 2005, Sp. 19-20.

Haage, B.D./Wegner, W.: Plinius d. Ä., in: W.E. Gerabek/B.D. Haage/G. Keil et al. (Hgg.): Enzyklopädie Medizingeschichte Band 1. A-G, Berlin 2007, 1170.

Hahn, J.: Scribonius Largus, in: K.-H. Leven (Hg.): Antike Medizin. Ein Lexikon, München 2005a, 786.

Hahn, J.: Plinius der Ältere, in: K.-H. Leven (Hg.): Antike Medizin. Ein Lexikon, München 2005b, 714-715.

Ihm, S.: Nikander v. Kolophon, in: K.-H. Leven (Hg.): Antike Medizin. Ein Lexikon, München 2005b, 650-651.

Jacques, J.-M.: Nicandre de Colophon. Poète et médecin, Ktèma: civilisations de l'Orient, de la Grèce et de Rome antiques 4, 1979, 133-149.

Leven, K.-H.: Oreibasios, in: .E. Gerabek/B.D. Haage/G. Keil et al. (Hgg.): Enzyklopädie Medizingeschichte Band 1. A-G, Berlin 2007, 1076-1077.

Lucia, R. de: Oreibasios v. Pergamon, in: K.-H. Leven (Hg.): Antike Medizin. Ein Lexikon, München 2005, 660-661.

Oser-Grote, C.: Celsus, in: K.-H. Leven (Hg.): Antike Medizin. Ein Lexikon, München 2005, 189-191.

Pormann, P.E.: Paulos v. Aegina, in: K.-H. Leven (Hg.): Antike Medizin. Ein Lexikon, München 2005, 681-682.

Schipperges, H.: Celsus, Aulus Cornelius, in: W.E. Gerabek/B.D. Haage/G. Keil et al. (Hgg.): Enzyklopädie Medizingeschichte Band 1. A-G, Berlin 2007, 235.

Stamatu, M.: Dioskurides, in: K.-H. Leven (Hg.): Antike Medizin. Ein Lexikon, München 2005, 227-229.

Wegner, W.: Aetios von Amida, in: W.E. Gerabek/B.D. Haage/G. Keil et al. (Hgg.): Enzyklopädie Medizingeschichte Band 1. A-G, Berlin 2007, 16.

Bezug zur Moderne (Mineralogie, moderne klinische Toxikologie)

Geisslinger, G./Menzel, S./Gudermann, T. et al.: Mutschler Arzneimittelwirkungen. Pharmakologie – Klinische Pharmakologie – Toxikologie, Stuttgart 2020.

Karow, T./Lang-Roth, R.: Allgemeine und Spezielle Pharmakologie und Toxikologie. Vorlesungsorientierte Darstellung und klinischer Leitfaden für Studium und Praxis, Pulheim/Köln 2014.

Kuschinsky, G./ Lüllmann, H./Mohr, K.: Kurzes Lehrbuch der Pharmakologie und Toxikologie, Stuttgart/New York 1993 ([1]1964).

Sebastian, U.: Gesteinskunde. Ein Leitfaden für Einsteiger und Anwender, Berlin/Heidelberg 2022 ([1]2009).

Zusätzliches

Healy, J.F.: Mining and Metallurgy in the Greek and Roman world, London 1978.